Töpfchentraining fü

Superhelden

Sagen Sie "Bye Bye" zu Windeln in 72 Stunden. Der perfekte Leitfaden für vielbeschäftigte Eltern, die ihr Baby-Genie lieben.

Amanda La Bianca

Die hier zur Verfügung gestellten Informationen sind wahrheitsgetreu und konsistent, so dass jegliche Haftung, im Sinne von Unachtsamkeit oder anderweitig, durch die Verwendung oder den Missbrauch der hierin enthaltenen Richtlinien, Prozesse oder Anweisungen in der alleinigen und vollständigen Verantwortung des empfangenden Lesers liegt. Unter keinen Umständen kann der Herausgeber für irgendwelche Reparaturen, Schäden oder finanzielle Verluste, die direkt oder indirekt auf die hierin enthaltenen Informationen zurückzuführen sind, haftbar gemacht werden.

Die jeweiligen Autoren besitzen alle Urheberrechte, die nicht beim Verlag liegen.

Die hierin enthaltenen Informationen werden ausschließlich zu Informationszwecken angeboten und sind als solche allgemein gültig. Die Darstellung der Informationen erfolgt ohne Vertragsbindung und ohne jegliche Garantiezusage.

Die verwendeten Warenzeichen sind ohne jegliche Zustimmung, und die Veröffentlichung des Warenzeichens erfolgt ohne Erlaubnis oder Rückendeckung des Warenzeicheninhabers. Alle Warenzeichen und Marken innerhalb dieses Buches dienen nur der Verdeutlichung und sind Eigentum der Inhaber selbst, die nicht mit diesem Dokument verbunden sind.

Inhaltsverzeichnis

Einführung

Die Eltern spielen eine wichtige Rolle bei der Ausbildung des Kindes. Die Eltern müssen dem Kind die nötige Zeit und das nötige Wissen vermitteln. They neede aside time for a und haben patience with the toilet training process. Der Vater kann sein Kind dazu anleiten, selbständig jeden Schritt zu machen. WANN SIE MIT DER TOILETTENERZIEHUNG IHRES KINDES BEGINNEN sollten Es gibt kein richtiges Alter für die Toilettenerziehung eines Kindes.

Readiness zum begin Toilettentraining depends on den einzelnen child. Im General, starting before age 2 (24months) is not recommended. Die Bereitschaft skills und physical development Ihr child needs occur between age 18 Monate und 2,5 Jahre.

Das Puppentraining mag wie eine beängstigende Aufgabe erscheinen, aber wenn Ihr Kind truly ready ist, gibt es nicht viel zu befürchten. "Life goes one day your child will just do it," says Lisa Asta, M.D., eine klinische professor der Pädiatrie a an der Universität von California, San Francisco, und spokesperson for die American Academy of Pediatrics. "Wenn Kinder auf das Töpfchen gehen wollen, gehen sie auf das Töpfchen.

potty. Manchmal passiert das mit 18 Monaten, manchmal passiert es erst mit 4 Jahren, aber kein gesundes Kind wird in diesem Alter in den Kindergarten gehen." Machen Sie sich keinen Stress - Ihr Kind wird letztendlich auf das Töpfchen gehen und seine Aufgaben erledigen, aber Sie können es dabei unterstützen. Wenn Sie bereit sind, Windeln zu einer festen Größe in Ihrem Haushalt zu machen, empfehlen wir Ihnen, diese zu vervollständigen.

Ihr Kind wird sich freuen, dass er oder sie bereit ist. Signs von readiness include the fol-lowing:

- Ihr Kind kann Ihr Badezimmer benutzen. - Ihr Kind begins to Dinge zu setzen, woere sie belong. - Ihr Kind kann bei der Toilettenbenutzung (z. B. auf der Toilette) inssss interest (z. B. following you to the bathroom). - Ihr Kind weint und ist bereit, sich hinlegen zu lassen. - Ihr Kind kann zuerst "aufstehen" (is) und dann "gehen" (is), wenn es sich aufrichten
und absetzen möchte.

Jeder Welpe hat seinen eigenen Verhaltensstil, der auf die Toilette abgestimmt ist. Bei der Planung des Toilettentrainings ist es wichtig, das Verhalten des Kindes zu berücksichtigen.

- Consider yoour child's moods and the time of day your child is most approachable. Legen Sie Ihr Kind in die Zeit, in der es müde ist. - Wenn Ihr Kind in der Regel selbständig ist, benötigt es vielleicht zusätzliche Unterstützung und Hilfe. Arbeiten Sie mit der Aufmerksamkeitsspanne Ihres Kindes. Planen Sie Übungen, die Ihr Kind auf dem Töpfchenstuhl fit machen. All das und noch viel mehr darüber, wie Sie Ihr Kind aufs Töpfchen bringen, finden Sie in dieser Broschüre.

Kapitel 1 Was ist Töpfchentraining?

Beim Töpfchentraining geht es darum, dass Ihr Kind seinen Körper signals für den Stuhlgang recognize und having. Es ist wichtig, dass Ihr Kind auf das Töpfchen geht oder zum richtigen Zeitpunkt auf die Toilette geht.

1.1 Wann sollte das Training start werden?

Die Pilleneinnahme darf erst erfolgen, wenn Ihr Kind Anzeichen zeigt, dass es ready ist. Es gibt kein richtiges Alter für die Geburt. Wenn Sie erst nach der Geburt Ihres Kindes mit dem Training beginnen, ist es für Sie und Ihr Kind von Vorteil. Die Muskulatur von Blase und Darm wird durch den Einsatz von Wasser aufgeraut und entleert.

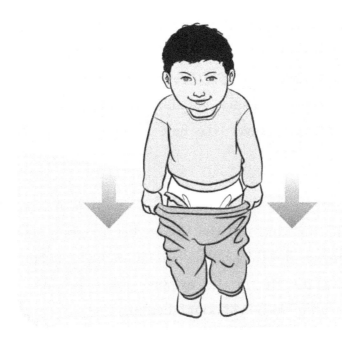

Children develop at verschiedenen Raten. Ein child younger than 12 months has no control über Blase or bowel movements. There is sehr little Kontrolle between 12 to 18 Monaten. Viele Kinder haben bis zum Alter von 24 bis 30 Monaten keine Darm- und Blasenkontrolle. Die Dauer des Stilltrainings beträgt 27 Monate.

Wenn Sie der Meinung sind, dass Ihr Kind signs is showing of being ready for toilet training, ist der erste Schritt zu decide, ob you to train mit einem potty or the toilet will.

Es gibt einige Vorteile, die für ein Tablet sprechen - it ist vertrauter und it ist weniger furchteinflößend als ein Taschentuch. Versuchen Sie, die Vorlieben Ihres Kindes herauszufinden, und gehen Sie danach vor. Manche Eltern ermutigen ihr Kind, sowohl das Bett als auch das Töpfchen zu benutzen.

Zweitens: Stellen Sie sicher, dass Sie die richtige Ausrüstung haben. Wenn Ihr Kind z. B. die Toilette benutzt, benötigen Sie eine Toilette, auf der Ihr Kind stehen kann. Sie brauchen auch eine Toilette, die fits in der existing toilet, because some children unruhig werden aboout fallen in.

Drittens müssen Sie sich auf eine Zeit einstellen, in der Sie keine Veränderungen in Ihrem Leben haben. Es kann sein, dass Sie sich verändern, dass Sie eine neue Wohnung bekommen oder umziehen. Es kann be

Es ist eine gute Idee, eine Tränkung für die Zeit vor oder nach dem Eingriff zu planen.

Also, Toilette training might go better if you and your Kind have a regular daily routine. Das heißt, dass die neue Version des Geräts, wenn Sie es benutzen, nicht mit Ihrer normalen Ernährung übereinstimmt.

1.2 Allgemeines Wissen über Töpfchen für Kinder

Sie may (happily) have noticed that, dass Sie fewer diapers lately and Ihre little one normalerweise istaying dry during nap Zeit ändern. Dies ist, zusammen mit anderen Anzeichen, ein Zeichen dafür, dass man nicht mehr in der Lage ist, die Welt zu durchdringen. Der Schlüssel zum Erfolg von success ist Geduld und die Tatsache, dass alle Beteiligten den immer wichtiger werdenden milestone auf ihre eigene Art und Weise nutzen. Different strategies work with different Kinder, aber these tips allgemein get the job done.

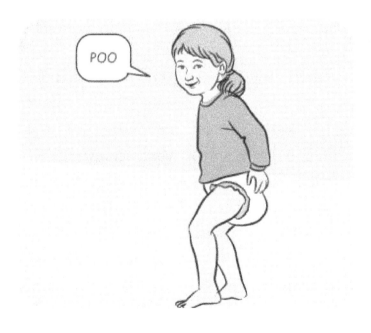

Da Kinder typischerweise zwischen 18 und 30 Monaten auf das Töpfchen gehen training, sollten Sie sich über das Töpfchentraining informieren occasionally around yoour child's first birthday to pique interest. Halten Sie ein paar children's books über potty training lying around Ihr Haus to read entlang mit yoth child. Und bring up die subject of the potty in conversation; sagen things like, "Ich wonder, wenn Elmo [oder yorite Stofftier Ihres Kindes] muss o potty" or "Ich have zu gehen pee-pee. Ich habe keine Lust mehr auf die Toilette." So wird das Bewusstsein für das Töpfchen gehen geschärft und Ihr Kind fühlt sich wohl, wenn es zum Töpfchentraining geht.

Wenn Ihre child is staying dry for at least zwei hours während the Tag und is trocken after naps, this could mean she's

bereit to give das Töpfchen eine shot. Bevor Sie das Töpfchen benutzen, sollten Sie wissen, dass Ihr Kind den Anweisungen folgen kann, wie z. B. auf die Toilette zu gehen, sich hinzusetzen und die Toilette zu verlassen. Achten Sie darauf, dass die Toilette nicht zu groß ist. Überlegen Sie dann, i ob sie sich bewusst ist, wenn sie wet ist: Wenn she weint, fusses, or shows andere Zeichen offensichtlichen Unbehagens, wenn ihr diaper is soiled and indicates through facial expression, Haltung, or language that it's time to use die Toilette, dann ist sie ready to start die process.

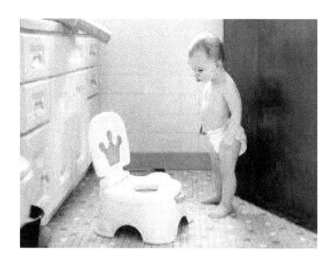

Some children sind afraid des Fallens in der toilet or just Hören it flush, Wenn Ihr Kind comfortable in der bathroooom ist, versuchen Sie eine potty seat, die auf top Ihrer Toilette to reduce the size der Schüssel opening geht. Wenn nicht, können Sie einen Aufsatz für die Toilette kaufen und ihn im Spielzimmer oder im Kinderzimmer anbringen, wo er sich mit den Kindern austauschen kann.

its presence über time. Wenn er ready to give it einen Versuch,

Experten suggest, dass Sie ihn zum wiederholten Benutzen ins Bad stellen, damit Sie Ihr Kind nicht auf das Töpfchen setzen müssen (transition), wenn es aufs Töpfchen geht. Also besorgt sich einen Töpfchensitz (using), denn er braucht eine Stütze für die Füße, wenn er aufs Töpfchen geht. "Die Leute can nicht leer ihre bowels und bladders completely unless their feet are pressing down on the floor.

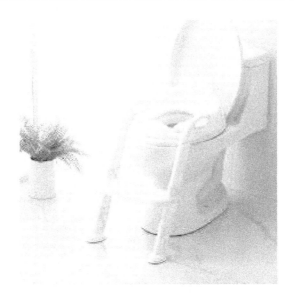

Even wenn your child scheint ready, experts sagen to avoid Töpfchen training während transitional or stressful Zeiten. Wenn Sie umziehen, eine neue Wohnung einrichten oder eine Dämmerung durchmachen, verschieben Sie den Umzug auf etwa einen Monat nach dem Zeitpunkt transitional. Children trying zu learn this neue Fähigkeit will do best if

they're relaxed and on a regular routine. Sie missen prefer to get potty training over with as bald as

Sie sind neugierig auf den 3-D-Armaturen-Trainingstrend. Das fsine aber not always glauben, Experten, weil you might finden it frustrierend nicht. "Ich sehe oft Eltern, die behaupten, dass sie ihr Kind an einem Wochenende trainiert haben, und dann sagen, dass das Kind mehrmals am Tag gefüttert werden muss, aber das ist nicht das Gleiche, wie wenn man es trinkt. Wenn Kinder wirklich ready, they oft beginnen, on das Töpfchen on their own."

Wenn Sie sich dazu entschlossen haben, training zu besuchen, möchten Sie, dass Ihr Kind am Abend oder in der Nacht aus dem Auto aussteigt (transitioned).

the crib und in ein big-kid Bett. "Kids need access to a potty 24/7 if they're potty training so they can reach it on their own when they need it. Halten Sie einen weiten Weg zum Badezimmer frei, damit Ihr Kind dort sicher und bequem durch die Nacht gehen kann. Natürlich, wenn Sie denken, dass Sie nicht für ein Kind geeignet sind (oder, falls Sie nicht sicher sind, s), kann es nicht schaden, es nachts noch eine Weile in Windeln zu tragen. Sprechen Sie mit Ihrem Arzt über die beste Methode, Ihr Kind aufs Töpfchen zu setzen; die

Antwort will range stark by child, obwohl most Kinder should be out of diapers during the day by age 3. Wenn Sie in der Nähe sind, lassen Sie Ihr Kind auf dem Boden sitzen, während Sie im Schlafzimmer sind, um ein Gefühl für die Temperatur zu bekommen. "Das Wichtigste ist, dass Sie den ganzen Tag über Zeiten haben, in denen Sie sich so bewegen, dass Sie mehr von einem guten Gefühl haben", sagt Dr. Swannson. Vielleicht sollten Sie ihn zwei Stunden auf dem Bett sitzen lassen, egal ob er gehen möchte oder nicht, auch morgens, bevor Sie das Haus verlassen, und vor dem Mittagsschlaf und dem Abendessen. Sagen Sie ihm, dass er zuerst seine Shorts oder Hosen ausziehen soll, dann seine Unterhose (oder, wenn Sie sie benutzen, die Hose) und dann ein paar Minuten auf der Toilette (oder noch länger, wenn Sie denken, dass er sie ausziehen muss). Read him ein book oder spielen ein game, like 20 Questions, to make the Zeit pass in ein Spaß way. Egal, ob er aufs Töpfchen geht oder nicht, leiten Sie ihn an, zu füttern und zu wischen, wenn er das Töpfchen verlässt. Von course, immer praise him for trying.

Es ist nicht ungewöhnlich, dass ein Kind, das ein paar Tage erfolgreich das Töpfchen benutzt hat, sagt, es wolle auf die Toilette gehen. Um einen power Kampf or eine Situation zu avoid, in der your child actually starts eine pattern von withholding bowel movements, which can to constipation führen, you might agree to a brief break. Aber versuchen Sie, einen Plan zu erstellen, wie Sie resume by asking your child, "Would you like to wear untererwear right when you get up or wait bis after lunch?"

Während des Schlafens ist accidents ein Teil davon; viele Kinder haben accidents bis zum fünften oder sechsten Lebensjahr, und viele schlafen erst ab diesem Zeitpunkt (oder später) in der Nacht. Bestrafen Sie Ihren Hund nie, wenn er weint oder sein Bettchen beschmutzt; er kann nicht anders und kann nicht anders. Im Gegenteil, es kann dazu führen, dass Ihr Kind nicht mehr in der Lage ist, sich zu bewegen, und das wiederum wird den ganzen Prozess noch weiter verzögern. Bieten Sie stattdessen, wenn Ihr Kind das Töpfchen benutzt, ein kleines Geschenk und eine kleine Belohnung an. Vielleicht möchten Sie eine Tabelle verwenden - Ihr Kind bekommt einen Aufkleber, wenn es aufs Töpfchen geht; wenn es drei Aufkleber bekommen hat, bekommt es einen kleinen Preis. "Haltet euch nicht für verrückt!" sagt Dr. Goldstein. "Viele Menschen neigen zu übermäßigem Alkoholkonsum und vermeiden es, die Dinge zu tun, für die sie excessively praised oder punished waren." In einem anderen Fall sollten Sie sich an einen Ausflug in die örtliche Markthalle oder an eine surprise cup of ot cocoa-no halten.

um auf einen Toys 'R' Us on einem shopping Ausflug zu gehen. Less tangible rewards, like finally living up tho the promise of "being a

big kid" are enough for some kids. Remind your child about the benefits of "being a big kid," like if he wore underwear, he would never have to stop playing in order to get his diaper changed.So this should result to setting children up with good hygiene habits that will last a lifetime, washing hands should be a routine from Day 1, along with flushing and wiping, regardless of whether your child actually went in the potty. Die Centers for Disease Control and Prevention empfiehlt, die Hände mit fließendem Wasser zu waschen, sie mit Seife zu reinigen und für mindestens 20 Minuten zu reiben. Machen Sie sich einen Spaß daraus, bunte, kunterbunte Seifen zu kaufen, und machen Sie es lang genug, indem Sie unter singing ein schönes Lied, wie "Happy Birthday to You" oder das "ABC Song", singen, während die Kinder an ihren Händen arbeiten. Ja, Toilettengänge sind stressig - für die Eltern, das ist klar! Aber wenn Sie dem Beispiel Ihres Kindes folgen, wird es nicht anstrengend für ihn sein.

1.3 Dealing mit dem emotions

In diesem Ratgeber nehmen wir Sie mit auf eine Reise durch das Töpfchentraining, das ich selbst schon mehrfach durchgeführt habe. Wenn es um das Töpfchentraining geht, denken viele Eltern und die meisten Kinder, dass das Töpfchentraining mit der Zeit immer schwieriger wird. Die Realität ist, dass die Kinderbetreuung bei Ihnen, dem Elternteil oder dem Großelternteil, dem Verwandten oder dem Tagesvater beginnt.

Wenn wir Zeugnisse von unseren Kunden bekommen und diese sagen: "Danke, danke, danke", dann sage ich immer: "Nein, danke. Du bist derjenige, der die harte Arbeit geleistet hat, du hast die Glückwünsche verdient." Wenn das gesagt ist, werden wir mit Ihnen, dem Gewinner, oder mit Ihnen, demjenigen, der die Aufgabe übernehmen soll, sprechen.

Sie müssen sich darauf einstellen und wissen, dass dies eine schwierige Zeit sein wird, für die Eltern mehr als für andere. Das kann eine sehr stressful Zeit sein, weil es eine sehr stressful situation ist. Was ich Ihnen versichern möchte, ist, dass nichts, was Ihr Kind beim Töpfchentraining macht, Ihre Schuld ist.

Sie haben nichts falsch gemacht. Es kann einfach an den Informationen liegen, die Sie erhalten haben (oder die Sie erhalten haben). Als Erwachsener weiß man, dass Kinder nicht mit dem Wissen geboren werden, was sie tun sollen, und dass wir nicht wissen, wie wir Eltern sein sollen. Pädagogik ist etwas, das is gelernt hat und das man sich im Laufe der Zeit aneignen muss. Also, der erste Schritt ist, dass Sie Ihr Geld für diese Arbeit ausgeben. Rememberer, dass Ihr Kind zwei oder drei Jahre in seiner Kindheit verbringen wird.

Nun, Sie werden sie dazu bringen, dass sie komplett aus dem Vertrag aussteigen und im Wesentlichen zwei oder drei Jahre habit werden. Zu sagen, dass dies eine große Herausforderung sein wird, ist eine Untertreibung, denn ich muss mit Ihnen kämpfen und Ihnen den Hintern versohlen.

Aber eine gute Vorbereitung hilft Ihnen bei der Bewältigung der Gefahren. Wie können Sie sich vorbereiten? Nehmen Sie zuerst Ihre Hände und machen Sie sich bereit. Tun Sie, was immer Sie tun müssen, um in einen ausgeglichenen Zustand zu kommen. Es ist besser, wenn Sie den Vorgang des Töpfchentrainings nach einer guten Nachtruhe durchführen können. Der Schlaf und der Versuch, das Töpfchen zu benutzen, machen es nur noch schlimmer.

Sie will auch sure youre Ihr Kind is rested as machen.

naja. This ist nur as stressful für them and being cranky while learning eine neue technique is nicht ein good combination. Also, practice Zählen bis 10 and dann von 10 rückwärts zählen. Das ist eine Übung, die Sie während der Frustration auf periods und auf process machen können. Um relaxed zu werden, benötigen Sie

um sicherzustellen, dass Sie einen guten Arbeitsplatz haben. Sprechen Sie mit Ihrem Umfeld, Ihren Frauen oder Freunden und stellen Sie sicher, dass alle mit dem, was Sie vorhaben, einverstanden sind, damit Sie alle in die gleiche Richtung gehen und als Resonanzboden für alle anderen dienen können.

Dies is kritisch because if there ist nicht ein support system, der person, der das potty Training tut, wird eine mehr difficult time und experience feelings of their eigenen relating to the responsibility, Frustration, and in einige cases, Versagen (zumindest in short run). Wenn Sie in der Lage sind, die Arbeit in einem bestimmten Zeitraum zu erledigen, ist es für Sie einfacher, suggested weil Sie den Arbeitsstress nicht haben und Sie die nötige Zeit haben, um die first Aufgabe zu bewältigen. Diese Methode kann in jedem beliebigen Zeitraum angewendet werden, in dem Sie sich drei Tage Zeit nehmen können, um sich zu konzentrieren.

1.4 Motivation für das Training nutzen

Viele Ärzte sagen Ihnen, dass Sie, um Ihre Kinder zu motivieren, in die Apotheke gehen und sich eine Tablette oder ein anderes Mittel besorgen müssen. Und während das gut ist, möchte ich Ihnen something even better geben, wenn it comes zu motivation. Hier ist das problem mit dem Geben sie toys oder

Sie sagen: "Ich nehme dein Spielzeug weg", und nehmen es weg, damit sie es nicht kaputt machen können. When children are betwen the ages von 2 and 5, ovon sight, ovon mind, die durchschnittliche attention-Spanne at that age is about 7 minutes. Also, if you nehmen die toy weg it only takes 7 Minuten before they nie even realized they hatte eine toy in the ersten place. Also, diese Motivation gibt es nicht voreilig. Was ich tun muss, ist, is, die Motivation zu verbessern, im Gegensatz zu der, die man selbst hat. Lassen Sie mich Ihnen nun den Unterschied zwischen der Angst vor Liebe und der Angst vor Gewinn erklären. Viele Menschen denken immer nur an die Zeit. Wir arbeiten härter, um unser Leben vor dem Verlust zu bewahren, als wir es tun, um den Verlust zu vermeiden. Die Angst vor einem Verlust ist ein größerer Motivator als die Angst vor einem Gewinn. Wenn Sie also sagen: "Wenn Sie verlieren, bekommen Sie..." Oder: "Wenn du die Flasche benutzt, bekommst du..." Obwohl es für viele eine gute Idee ist, denke ich, dass man ein besseres Ergebnis erzielen kann, wenn man sagt: "Wenn du das nicht tust.

Wenn Sie das Töpfchen nicht benutzen, werden Sie es verlieren." Im anderen Fall, wenn sie das Töpfchen nicht benutzen, werden sie etwas verlieren.

Lassen Sie mich Ihnen einen Überblick über eine der Motivationen geben, die wir mit meinem kleinen Sohn hatten. Wir mussten "das Feuer ausschalten", wie ich es nenne. Ich musste immer sagen: "Lorenzo, do you want to go to.

McDonald's?" Und er sagte: "Ja, gehen wir zur Welt." Und dann sagte ich: "Okay, gut. Geh und hol deine Tasche. Hol dir deine Tasche. Komm, wir gehen nach Minnesota." Er holte seine Sachen und wir gingen nach vorne und machten uns bereit. Dann sagte ich: "Weißt du was, Lorna, benutze das Bad, bevor wir gehen, denn du willst doch keinen Unfall im Ronald-McDonald-Haus haben." Also, was habe ich bis dahin getan? Ich habe eine Flasche Wein getrunken und die Flasche leer gemacht. Zu diesem Zeitpunkt war ihm der Gang zur Toilette wichtiger als die Toilette. Also wollte er gar nicht mehr auf die Toilette. Nun, granted, zu McDonald's zu gehen bedeutet, dass you have to spend money, aber there are andere ways that you came methodology inside die house verwenden. Zum Beispiel können you ihre favorite cookie oder ihre favorite snack verwenden.

Lassen Sie uns diese Frage klären. Du könntest sagen: "Hey Lorenzo, willst du Pudding?" Und die Antwort lautet

Natürlich wird es "Ja" heißen. Dann nehmen Sie den Pudding, legen ihn auf die Tafel, legen den Löffel in die Schüssel, lassen ihn grasen, nehmen einen Bissen und sagen: "Warten Sie einen Moment, warten Sie einen Moment. Bevor du abbeißt, gehst du erst mal aufs Töpfchen." Am Ende des Töpfchens gehen sie auf das Töpfchen. Sie werden das Töpfchen erst dann benutzen, wenn sie wieder zurückkommen können, um die Toilette zu holen. Sie können das mit dem Fernseher machen, wenn Sie es wollen. Wenn es eine Fernsehsendung ist, die sie gerne sehen, dann würde ich warten, bis die Sendung zu Ende ist, und sagen: "Hört mal, wir gehen jetzt in den Fernseher, bevor wir eine neue Sendung haben." Wenn sie sagen würde: "Oh, das ist zu viel. Ich will den Helm nicht benutzen." Dann sagt er: "Wir können schnell gehen, wenn du das willst. Solange wir den Schalter nicht benutzen, wird der Schalter nicht eingeschaltet sein." Dann können Sie den Schalter buchstäblich ausschalten. So, das ist der Weg, wie man am besten zum Ziel kommt. Sie wollen nicht das alte "Ich nehme das Spielzeug mit" verwenden. Sie verstecken die Spielsachen, und sie haben das Spielzeug für mehrere Monate nicht mehr, und sie haben es gar nicht erst mitgenommen.

1.5 Woher weiß ich, dass mein Kind aufs Töpfchen gehen kann?

Wenn your little man isn nicht developmentally bereit für potty training, even die best toilet Taktik will fallen short. Warten Sie darauf, se surefire signs, dass Ihr tot is set, um started zu werden: Sie changing fewer Windeln. Bis zu einem Alter von 20 Monaten sind Kleinkinder immer trocken, aber sobald sie ein oder zwei Stunden trocken sind, ist es ein Zeichen dafür, dass sie trocken sind und bereit für das Töpfchen sind training.

Der Stuhlgang wird more regelmäßiger. Das macht es einfacher, das Töpfchen zu ziehen, wenn Sie es nicht mehr brauchen. Ihr Little one ist mehr vocal abong an den Bathroom. Wenn your child starts to broadcast peeing und pooping by verbalizing or showing you throrough his facial expressions, potty training is on the horizon.

Ihr child notices (and doesn't like) dirty diapers. Ihr little one kann suddenly decide she doesnn tong out in her dirty Windeln, weil sie gross sind. Jawoll! Ihre child is wendet ihr nose up an stinky diapers genau wie you and is ready to verwenden Sie die potty statt. Kids sind generally nicht ready to potty train before das Alter ovon 2, und some Kinder may wait until 3 1/2. Es ist wichtig, nicht zu vergessen, dass Ihr Kind nicht zu früh kommt und nicht zu spät kommt. Und denken Sie daran, dass alle Menschen in der Lage sind, sich zu bewegen. Ihr Kind ist nicht developmentallyy, wenn es 3s vor dem Töpfchengehen in die Toilette geht. Der Erfolg beim Töpfchengehen hängt von der Entwicklung und dem Entwicklungsstand des Kindes ab, nicht von der Größe. Viele Kinder zeigen

Anzeichen dafür, dass sie bereit sind, zwischen dem 18. und 24. Lebensjahr. Andere Kinder sind vielleicht erst im Alter von 3 Jahren so weit. Es gibt keinen Grund zur Eile. Wenn Sie zu lange warten, kann es länger dauern, bis Ihr Kind bereit ist.

1.6 Is your child ready? Ask yourself:

λ Kann Ihr Kind auf einer Toilette sprechen und sitzen?
λ Kann Ihr Kind seine Hände nach unten ziehen und an ihnen hochziehen?
λ Kann Ihr Kind bis zu zwei Stunden lang schlafen?
λ Kann Ihr Kind die Anweisungen des Arztes verstehen und befolgen?
λ Kann Ihr Kind gehen, wenn er oder sie nicht gehen will?
λ Scheint Ihr Kind daran interessiert zu sein, die Wäsche zu benutzen oder "große Kinder"-Wäsche zu tragen?

Wenn Sie überwiegend mit "Ja" geantwortet haben, kann es sein, dass Ihr Gerät nicht funktioniert. Wenn Sie mit "Nein" geantwortet haben, möchten Sie vielleicht warten, ob Ihr Kind eine große Veränderung erfährt, wie z. B. einen Umzug oder die Ankunft einer neuen Person.

Ihre Bereitschaft is important, too. Lassen Sie your child's Motivation, instead of your eagererness, lead the process. Try not, potty training success oder difficulty with your Kind Intelligenz oder stubbornness gleichzusetzen. Also, keep in

und dass Strafen keine Rolle in diesem Prozess spielen. Sie sollten die Toilette erst dann aufsuchen, wenn Sie oder eine Betreuungsperson die Zeit und den Aufwand aufbringen können, um ein paar Monate lang täglich auf der Toilette zu sein.

1.7 Wie man weiß, wann es Zeit für ein Kind mit besonderem Bedarf ist

While parents oft complain of difficulty potty training their children, für die meisten families, potty training is a fairly easy experience. Auch wenn es problems oder children show Zeichen of potty training resistance, usually, they will eventually become potty trained.

1.8 Signs of Potty Trainingsbereitschaft in Children mit Special-Bedarf

Allerdings ist das bei Kindern mit einer Behinderung wie Autismus, Down-Syndrom, geistiger Behinderung, zerebraler Behinderung usw. nicht der Fall (is). Kinder wspecial needs can be more schwierig to potty train. Most children zeigen signs of körperliche Bereitschaft, mit der toilet as Kleinkinder, in der Regel zwischen 18 Monaten and 3 years of 1, aber nicht alle children haben die intellektuelle and / or psychological Bereitschaft zu sein

potty trained at this Alter. Es ist wichtig, den Entwicklungsstand Ihres Kindes zu kennen und es nicht zu vernachlässigen, wenn Sie considering starting potty training.

Signs of intellectual and psychological readiness includes being able to follow simple instructions and being cooperative, being uncomfortable with dirty diapers and wanting them to be changed, recognizing when he has a full bladder or needs to have a bowel movement, being able to tell you when he needs to urinate or have a bowel movement, asking to use the potty chair or asking to wear regular underwear.

Signs of physical readiness can include your being able to tell when your is about to urinate or havel movement by his facial expressions, posture or by what he says, staying dry for at least 2 hours at a time, and having regular bowel movements. Es ist hilfreich, wenn er sich teilweise entkleidet und auszieht.

1.9 Potty Training Challenges

Children mit disabilities können auch Probleme mit der Töpfchentür haben, die das Erlernen des Töpfchengehens und das Erhalten von undressed erschweren. Ein spezieller Töpfchenstuhl und andere Hilfsmittel müssen für die Kinder angefertigt werden.

Wenn Sie Ihr child trainieren, müssen Sie resistance, are Beginn während einer stressful Zeit or period of change in themily (moving, new baby, etc.), pushing your child zu fast, and bestrafen mistakes. Instead, Sie should behandeln Unfälle und mistakes leicht. Be sure zu gehen at yoour child'pace und show strong encouragement and praise when he is successful.

Da ein important sign of readiness and ein Motivator, um potty training zu beginnen, being uncomfortable in eine dirty Windel, wenn your Kind isnn nicht stört yy a soiled or wet diaper, dann en you may müssen onto regular underwear or training pants während daytime training. Andere Kinder können sich einen Schlafanzug oder Klimmzüge anziehen, wenn sie gestört werden, und Sie wissen, wann das Kind krank ist. Wenn Sie bereit sind, mit dem Training zu beginnen, können Sie ein Töpfchen aufstellen. Sie können Ihren Sohn auf it mit stickers und auf it mit dem Fernseher fernsehen lassen, um ihm zu helfen, sich auf it zurechtzufinden. Wenn Ihr Kind Anzeichen dafür zeigt, dass es urinieren muss oder eine Mahlzeit braucht, sollten Sie es zu sich nehmen und ihm erklären, was Sie von ihm erwarten. Make eine konsequente Routine of having him go to the potty, ziehen his clothes, sit on der potty, and nachdem er finished, pulling up his clothes ands waschen. Zu first, you should nur halten ihn für ein paar Minuten at a time, nicht insist and sein prepared to Verzögerung training, wenn he shows Widerstand. Bis er die Windeln anzieht, können Sie ihm die Windeln in sein Bettchen legen, damit er das tun kann, was Sie von ihm wollen.

1.10 Tips für Töpfchen Training Children mit Developmental Delays

Ein wichtiger Teil des Töpfchentrainings für Kinder mit besonderen Bedürfnissen ist die Benutzung des Töpfchens. Dazu gehört in der Regel das Töpfchentraining mit dem Buch Toilette Training Without Tears von Dr. Charles E. Schaefer. Sie "stellt sicher, dass Ihr Kind ausreichend Gelegenheit hat, die Toilette zu benutzen." Sitting on the potty should occur "at least once or twice every hour" und after you first ask, "Do you have totty?" Selbst wenn er nein sagt, ist es eine gute Idee, ihn in die Toilette zu bringen, es sei denn, er ist völlig verwirrt. Wenn die Toilette für Ihr Kind in Ordnung ist, können Sie es öfters auf das Töpfchen bringen. Es

So können Sie herausfinden, wann er sich selbst auf das Töpfchen setzt (soils) und wie hoch die Wahrscheinlichkeit ist, dass er auf das Töpfchen geht. Er muss nach dem Toilettengang auf das Töpfchen gehen, und das ist eine gute Voraussetzung, um aufs Töpfchen zu gehen. Häufiges visits während des Times, dass er is likely, um das Töpfchen zu benutzen und fewer visits to das Töpfchen bei other times of the day ist ein weiterer good alternative. Weitere gute Techniken sind das Malen, bei dem Sie Ihr Kind mit einem Familienmitglied oder einer anderen Person in der Familie spielen lassen.

Toilette, and mit observational remarks. 4 This involves narrating, was happening ist, und fragt questions welches Töpfchen training, such as "Did you just sit on the potty?" oder "Did you just pop in the potty?" Auch nachdem er das Töpfchen benutzt hat, ist es normal, dass er auf times rückfällig wird und sich weigert, das Töpfchen zu benutzen. Being fully potty trained, mit your child erkennen, wann er has to to zum potty, körperlich goes zum Badezimmer und pulls down his pants, urinates oder has einen Stuhlgang in the potty, and Kleider himself, can time, sometimes up to drei to sechs months nehmen. Die Weigerung, das Gerät zu benutzen, ist nicht als Widerstand zu werten.

Früh on in der training, resistance should treated by just discontinuing training for a few weks or a month and then trying again. Außerdem gibt es viele Belohnungen, wenn das Kind das Töpfchen benutzt oder auch nur darauf sitzt, wenn es gut ist. Dazu gehören Aufkleber, mit denen er sein Töpfchen oder ein Spielzeug, einen Snack oder eine Leckerei belohnen kann. Sie können ein Leckerchen verwenden, wenn er viele Aufkleber in seiner Box bekommt.

Sie können auch Leckereien or rewards für den Aufenthalt dry geben. Es kann dazu beitragen, dass er zwischen den Toilettengängen nicht zu trocken wird. Wenn er trocken ist, kann es helfen, ihn zu bestärken, dass er nicht auf das Töpfchen geht, indem man ihn lobt, bestraft und ihm eine Pause gönnt.

1.11 How to Use Positive Practice for Accidents

Eine weitere nützliche technique is positive Praxis für accidents. Dr. Schaefer describes dies as, was you tun sollte, wenn your child einen Unfall hat und wets oder soils himself.

Dazu gehört, dass Sie Ihrem Kind sagen, was es zu tun hat, und es in die Toilette bringen, in der es sich aufhalten kann, und himself (obwohl Sie sich selbst helfen müssen), und dann üben Sie mit ihm using die Toilette. Dr. Schaefer recommends durchläuft die übliche Anwendung der Düse mindestens fünfmal im Jahr, wenn "die Düse in der Düse wackelt".

Toilette, senkt his ab, setzt sich kurz auf den Tisch (3 bis 5 Minuten), hebt his die Hose an, wäscht his die Hände und dreht sich wieder dorthin, wo der Unfall passiert ist."

Auch wenn Sie versuchen, das Risiko eines Unfalls zu minimieren, sollte dies nicht in Form von Unfällen geschehen.

1.12 When to Get Help for Special Needs Kids With Potty Training Difficulties

Auch wenn es lange dauert und viel Zeit in Anspruch nimmt, können viele Kinder mit einem Bedarf von 3 bis 5 Jahren aufs Töpfchen gehen. 3 Wenn Sie weiterhin Probleme haben oder Ihre Kinder nicht mehr können, sollten Sie sich professionelle Hilfe holen.

Zusätzlich zu pediatrician können Sie sich Hilfe bei einem Ergotherapeuten holen, vor allem, wenn Ihr child die Ursache für das Töpfchentraining ist, bei einem child Psychologen, especially wenn Ihr child is simply resistent gegen das Töpfchentraining ist, und bei einem pediatrician Entwicklungsberater.

1.13 When it's time to beginnen potty Ausbildung:

Choose your words. Decide welche words you're going to

use for your Kinds bodily fluids. Vermeiden Sie negative Wörter, such wie dirty or stinkend.

Prepare the equipment. Stellen Sie einen Stuhl ins Bad oder zunächst dorthin, wo Ihr Kind im Bett liegt. Ermöglichen Sie Ihrem Kind, auf dem Töpfchen zu sitzen, wenn es anfängt, rauszugehen. Legen Sie Ihr Kind auf den Boden oder ein Tablett. Use simple, positive terms to talk über die Toilette. Sie might dump the contents of eine dirty diaper in die potty chair und Toilette, um ihren Zweck zu zeigen. Lassen Sie Ihr Kind die Toilette spülen. Planen Sie Toilettenpausen ein. Lassen Sie Ihr Kind auf dem Töpfchenstuhl sitzen oder ohne Windel für zwei Stunden auf die Toilette gehen (intervals, as first), und zwar morgens und nach dem Mittagsschlaf. Für den Schlaf ist es am besten, wenn Sie Ihren Körper im Sitzen aufwärmen und sich dann nach dem Schlafengehen wieder hinlegen. Bleiben Sie bei Ihrem Kind und spielen Sie mit einem Spielzeug, das Sie selbst oder Ihr Kind haben. Erlauben Sie Ihrem Kind, sich das zu holen, was es möchte. Wenn Ihr Kind dort ist, loben Sie es für den Versuch - und weisen Sie es darauf hin, dass es es später noch einmal versuchen kann. Nehmen Sie das Töpfchen mit, wenn Sie mit Ihrem Kind unterwegs sind.

Dorthin gelangen

Fast! Wenn Sie Anzeichen dafür bemerken, dass Ihr Kind auf die Toilette muss, wie z. B. Zappeln, Quetschen oder Festhalten des Genitalbereichs, sollten Sie es auffordern, die Toilette zu benutzen. Helfen Sie Ihrem Kind, familiar zu werden, indem Sie diese signals, stop, was er oder sie tut, and head toing auf die Toilette. Praise your child for telling you when her or she has to go. Keep your child in loose, easy-to-remove Kleidung.

Explain hygiene. Bringen Sie Ihrem Kind bei, die Hände zu waschen, und wischen Sie es von vorne bis hinten ab, um die Hände vom Mund bis zum Mund oder der Nase zu reinigen. Achten Sie darauf, dass Ihr Kind seine Hände nach dem Waschen wäscht. Ditch the Windeln. Nach ein paar Wochen successful Pausen und dem Tragen von Windeln während des Tages, kann Ihr Kind vielleicht bereit sein, die Windeln gegen das Tragen von Babywindeln einzutauschen. Feiern Sie die Transition. Lassen Sie Ihren Sohn in die Windeln schlüpfen, wenn er nicht trocken werden kann. Verwenden Sie einen Aufkleber oder ein Schild zur positiven Verstärkung.

Kapitel 2 Getting started mit toilet training

Das following tips kann Ihnen helfen, started with Töpfchentraining:

Wenn Sie Geschwister haben, bitten Sie sie, dem jüngeren Kind zu sagen, dass Sie es für die Benutzung des Geräts entschädigen.

Es ist besser, einen Toilettenstuhl auf dem Boden zu benutzen, als das Kind für das Training auf die Toilette zu setzen. Diese Toilette ist für kleinere Kinder besser geeignet. Der Fußboden ist reach und es gibt keine Möglichkeit, sich zu verletzen. Wenn Sie eine Toilette benutzen wollen, die über den Fußboden geht, benutzen Sie eine Halterung für die Füße Ihres Kindes. Lassen Sie Ihr Kind das Töpfchen benutzen. Es kann sich mit der Nase darauf setzen und später mit den Füßen. Auf diese Weise kann man sich daran gewöhnen. Never strap Ihre child to der potty Stuhl. Ihr Kind sollte die Möglichkeit haben, vom Stuhl zu steigen, wann immer es möchte. Ihr Kind sollte nicht länger als 5 Minuten auf dem Töpfchen sitzen. Der Stuhlgang sollte erst dann erfolgen, wenn sich das Kind nach dem Toilettengang nicht mehr wohl fühlt. Lassen Sie sich nicht pset or punish your child. Sie können versuchen, die Windel abzunehmen und den Stuhlgang in der Nähe des Bettes zu machen, während Ihr Kind Sie beobachtet. Das kann Ihrem Kind helfen zu verstehen, dass Sie den Stuhlgang auf dem Töpfchen haben wollen.

Wenn Ihr Kind zu einer bestimmten Tageszeit auf das Töpfchen geht (z. B. nach der Mahlzeit), sollten Sie es zu dieser Tageszeit auf das Töpfchen bringen. Wenn Ihr Kind während der Mahlzeit ein großes Bedürfnis hat (wie z. B. stooping, Quiet, Gassi gehen), gehen Sie mit Ihrem Kind aufs Töpfchen, wenn es it is time zeigt.

Wenn Ihr Kind im Bett schlafen möchte, bleiben Sie in der Nähe Ihres Kindes und lesen Sie ein Buch. Es ist gut, wenn Sie wissen, was Ihr Kind tut (z. B. pinkeln, trinken oder trinken lassen). Dann lernt Ihr Kind, was es Ihnen sagen soll. Denken Sie daran, dass andere Menschen diese Worte hören werden. Verwenden Sie keine Wörter, die andere Menschen oder Ihre Familie verletzen oder in Verlegenheit bringen könnten. Benutzen Sie keine Worte, um Ihren Darm zu verletzen oder zu beschämen. Use ein simple, matter-of-fact Ton.

Wenn Ihr Kind vor dem Urinieren oder vor dem Absetzen eines Mahls von der Toilette absteigt, bleiben Sie ruhig. Schimpfen Sie nicht. Versuchen Sie es mit einem Lächeln. Wenn Ihr Kind das Wort erfolgreich benutzt, loben Sie es, z. B. mit einem Lächeln, einer Umarmung oder einem Kuss. Children learn vom Kopieren von Erwachsenen und anderen children. Es kann helfen, wenn Ihr Kind auf das Töpfchen geht, während Sie die Toilette benutzen.

Children often folgen parents in den Bathroom. This

may be one time they are willing to use the potty. Beginnen Sie damit, den Jungen beizubringen, dass sie den Urin absetzen müssen. Am Anfang ist es schwer, das Wasserlassen zu kontrollieren und im Stehen zu stoppen. Jungen try zu stand to urinate, wenn they seee other Jungen stehen.

Viele Kinder sind nicht in der Lage, eine Schüssel zu benutzen, um zu schlafen. Holen Sie sich eine Tasche, die ein Loch in der Brust hat, und nehmen Sie sie mit. Ihr Kind kann die Puppe füttern und "füttern", um das Töpfchen zu benutzen. Machen Sie Ihrem Kind diese Aufgabe zum Vergnügen.

Machen Sie den Gang zur Toilette zu einem festen Bestandteil des Tagesablaufs Ihres Kindes. Tun Sie dies morgens, nach dem Mittagessen und dem Mittagsschlaf sowie vor dem Zubettgehen.

2.1 Nach training is started

Die folgenden Tipps können Ihnen helfen, die Training is started:

Sobald Ihr Kind anfängt, die Toilette zu benutzen, und Ihnen sagen kann, dass es gehen muss, ist es nicht mehr nötig, es zur Toilette zu bringen oder es zu oft daran zu erinnern, dass es gehen muss.

Sie may to start using training Hosen. Das Tragen von Unterhosen ist ein wichtiger Bestandteil der Körperpflege und mindert den Blutdruck.

wie ein "großer girl or big boy" zu sein. Das Wickeln mit Windeln kann für Ihr Kind verwirrend sein.

Wenn Ihr Kind beim Training einen Unfall hat, dürfen Sie es nicht verletzen. Be calm und sauber up without einen fuss über it machen.

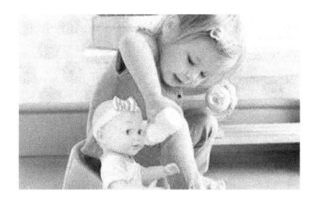

Keep loben or rewarding your child every Schritt des Weges. Do this für pulling down pants, für sitting on the potty, and for using the potty. Wenn Sie zeigen, dass Sie zufrieden sind, wenn Ihr Kind auf das Töpfchen uriniert oder Stuhlgang hat, wird Ihr Kind eher bereit sein, das Töpfchen zu benutzen, wenn es das nächste Mal kommt. Wenn Kinder älter werden, sollten sie lernen, sich die Hände zu waschen, bevor sie ins Bad gehen. Mädchen sollten lernen, sich die Hände von vorne bis hinten abzuwischen, damit der Schmutz aus der Körperbewegung nicht in den Urin gewischt wird. Rememberer, dass jede child is different und learns toilet Training an seinem or her own

Tempo. Wenn die Toilette schlecht funktioniert, ist es besser, die Windeln für ein paar Wochen anzuziehen und länger zu wickeln. In diesem Fall sollten Sie eine saubere, ungehärtete Windel verwenden, um das Trinken zu erleichtern.

Die meisten children have bowel control and daytime Urinkontrolle by age 3 oder 4. Die Verschmutzung oder das Absetzen von Urin nach der Mahlzeit sollte unter discussed mit Ihrem Kind erfolgen.

Nighttime control meist comes much later als daytime control. Complete nighttime control kann not happen, bis your child 4 oder 5 Jahre alt ist, or even older. Wenn Ihr Kind 5 Jahre oder älter ist und nachts nicht trocken bleibt, sollten Sie discuss mit dem Gesundheitsdienstleister Ihres Kindes besprechen.

Auch wenn Kinder gut trainiert sind, kann es vorkommen, dass sie aufgrund von Krankheit oder Krankheitssituationen einen Unfall oder eine Verletzung erleiden. Wenn Unfälle oder Unfälle happen, be patient. Beispiele für emotionale Unfälle sind der Umzug in ein neues Haus, eine schwere Krankheit oder ein Todesfall, oder ein neues Kind im Haus. Wenn Sie also wissen, dass eine emotionale situation gosng oing soon, sollten Sie nicht start toilet training. Warten Sie auf einen längeren Zeitraum.

2.2 Töpfchentrainingsstühle

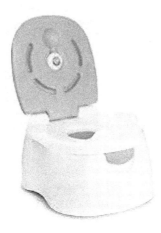

Many parents ask, "Do I need a potty training chair to be successful in potty training?" Die Antwort auf diese Frage ist "yes" und "nein". Für unsere eigenen Kinder habe ich das Töpfchen für zwei Jahre benutzt und für das dritte Kind kein Töpfchen.

Nun, er hatte eine neue Welt gefunden. Er wollte nicht, dass die anderen Kinder das Haus verlassen, weil er es nicht mehr wollte. Auch als 6-jähriges Kind im Kindergarten mochte er die Dinge nicht, die die anderen Kinder im Kindergarten machen.

Er calls them "babies". Aber ich will Ihnen sagen, dass es für Ihr Kind sehr wichtig ist, einen Stuhl zu haben, der die Dinge regelt. Vor allem aber gibt er ihm Sicherheit. Wenn sie ein Trainingsgerät haben, können sie es auch mobil nutzen.

Es ist möglich, dass er in der Nähe des Fernsehers oder des Ganges angebracht werden kann.

Dies increases the success Rate Ihres Kindes using die potty. Die Begründung? Nun, Sie wissen sicher, wenn Sie auf der Toilette sind, während Ihr Kind einen Tanz aufführt oder Sie merken, dass es gehen muss, ist es zu spät. Das heißt, dass sich der Darm auf seinem Weg aus der Toilette nicht mehr bewegen kann.

Aber mit einem Kinderstuhl können Sie in der Nähe Ihrer Aktivitäten und in getrennten Räumen bleiben, so dass Ihr Kind, wenn es gehen muss, nicht den ganzen Weg bis zum Bett zurücklegen muss. Es kann in die Nähe des Ortes gehen, an dem es sich befindet.

Nicht nur das, auch das Laufen und Halten für das Kind ist eine sehr anstrengende Aufgabe. So trying to run to the bathrooom from draußen is almost asking for trouble. Was Sie stattdessen tun sollten, ist, sicherzustellen, dass Sie, wenn Sie einen Töpfchenstuhl benutzen wollen, diesen auch benutzen können. Ein Töpfchenstuhl is also great especially, wenn you ein 2-story house and dase Badezimmer ist upstairs. Sie können dann den Toilettenstuhl nach unten stellen und die Toilette ausschneiden. Und die Art und Weise, wie man heute aufs Töpfchen geht, ist lustig, niedlich und man liebt sie. Es ist nur...

macht ihnen Spaß und sie fühlen sich wohl, weil es ihr Stuhl ist und nicht der eines anderen. Was wir tun mussten, war, aus der Tür herauszukommen, die sich hinter der Tür befand. Mein Mann konnte die Tür nicht schließen, weil wir ihn nicht sehen konnten, und er hatte die Möglichkeit, die Tür zu schließen.

2.3 Starting des Prozesses

Es gibt drei verschiedene Methoden, mit denen Sie die Trimmung durchführen können.

Early - wenn das child is 2 or younger Middle - betwen der ages of 2 und 3, maybe 3 1/2 Later - zwischen 3, 3 1/2 und older The optimale time für me ist the Alter of 2.

Und ich erinnere mich an den Tag, an dem das Kind 2 Jahre alt wurde, als wir mit dem Töpfchen gehen anfingen. Mit all den Kindern, die ich in der Kindertagesstätte hatte, und all den Kindern, die ich hatte.

Als sie trainiert wurden, habe ich jeden Tag, wenn sie 2 Jahre alt wurden, mit ihnen geredet. Alle unsere eigenen Kinder haben wir im Alter von 2 Jahren ausgebildet.

Now, starting at a later time is okay and that is the case with most parents. Aber ich möchte Ihnen das erklären

difference betwen starting at dem age von 2 und starting later. Der Schlüssel zum Erfolg im Alter von 2 Jahren ist, dass das Kind noch nicht alle seine Fähigkeiten verloren hat (skills), und dass sein ability nach draußen geht und Spaß hat (limited).

An der Stelle von 2 und irgendwo zwischen 2 und 3, wenn sie ihre eigene Maschine finden. Sie finden ihre eigene spirit und das ist der Moment, in dem sie ihr eigenes Ding machen wollen. Wenn Sie sie früher in der Therapie nicht dazu gebracht haben, Anweisungen zu befolgen, dann müssen Sie sie dazu bringen, das zu tun, was Sie wollen, anstatt das zu tun, was sie tun wollen. Nun, Mädchen können sogar älter als 2 Jahre werden. Usually Mädchen können etwa 3 oder 4 Monate vor ihrem zweiten Geburtstag älter werden. Geburtstag. Mädchen, das wissen wir, sind viel jünger als Jungen und Männer, und ich werde die erste sein, die das beherzigt.

Die earliest, die wir gesehen haben, was ein little girl in meiner Klasse, die only 15 months that was potty Ausbildung and doing eine fantastic Job. Aber einige kids can start als early as 18 or 19 months, including Jungen. Also, potty training früher ist großartig, weil es you die Möglichkeit gibt, control the process versus sie being in control. Wenn Sie das tun

Die mittlere Time frame, die is between 2 and 3 oder 2 1/2 bis 3 or later als that, was happens is that child goes more into die unabhängige Stufe.

Das ist, where sie in der Lage sind, start making zu einigen of their decisions which happens to oft auch die word "no". Und so, was happens as ein Elternteil is Sie sind nicht only dealing mit potty training aber Sie sind auch dealing mit behavior as dase result ovon einem child, das sucht, um their self and ihre voice zu finden. Das bedeutet nicht, dass Sie etwas falsch gemacht haben, und es bedeutet auch nicht, dass Sie nicht trainieren wollen; es bedeutet nur, dass es ein bisschen anspruchsvoller und ein bisschen mehr Arbeit sein wird. Und das ist gut so, aber es bedeutet auch, dass es länger dauern wird, bis das Kind aufs Töpfchen geht.

Nun, die andere Sache, die Sie beachten sollten, ist, dass je später Sie mit dem Töpfchentraining beginnen, desto mehr Jahre der Brechreizminderung haben Sie, und das kann ein Grund für dieses Ergebnis sein. Mit anderen Worten, wenn Sie im Alter von 2 Jahren mit dem Töpfchentraining beginnen, haben Sie nur 2 Jahre Zeit, um in die Windel oder in die Toilette zu gehen. Je länger das Kind in der Windel liegt, desto mehr muss es umgedreht werden, wenn es 3, 3 1/2 Stunden in der Windel liegt. So, it's a

Es ist eine große Herausforderung, die Gewohnheit zu brechen und eine neue Gewohnheit zu entwickeln.

Um ein neues Zuhause zu finden, sollten Sie sich überlegen, wie schwer es ist, eine Wohnung oder ein Haus zu kaufen. Wenn du denkst, dass es für dich schlimm ist, dann denke an eine andere Person, die nicht die gleichen kognitiven Fähigkeiten hat wie du. Trying to get rid of that behavior as early as possible is better because it's less work for the child. Wir möchten wissen, wie schwer es tatsächlich ist, für die Welt zu arbeiten, um das zu tun. Das key also is, dass we're loking at doing this in just 3 Tage through Konsistenz. So, reversing years of behavior in just 3 days is even that much more challenging the older they are.

2.4 Training vor dem Töpfchen

Pre-potty training is getting the child ready for whatat is about to come if you really want to potty train him within 3 days, or whatat it is about to happen. Mit anderen Worten: Sie legen einen Zeitpunkt fest, wann Sie aufs Töpfchen gehen wollen. Es ist jetzt Februar und Sie wollen mit dem Töpfchentraining mit einem September oder etwas Ähnlichem beginnen. Before

September comes around, there are things that you can.

do, die das potty training process not only easier for yourself, aber also easier for the child.

Das erste, was Sie tun sollten, ist, sich hinzusetzen und zu überlegen, was von ihnen erwartet wird. Sitting down ims an component of this.

Du willst neben ihnen oder ihnen gegenüber sitzen und in einem sehr liebevollen Gespräch sagen: "Ich werde dir das Töpfchentraining zeigen." Und du willst sagen: "Töpfchentraining ist, wenn du auf den Topf gehst." Nun in orms of the words that you use, you want to be consistent. Wenn Sie call it "tinkle", dann you wollen weiterhin die Word "tinkle" verwenden. Wenn you call es "poopy", dann continue using the Wort "poopy".

Als junger Mensch werden zu viele Menschen auf sie zugehen, daher wird die Absprache mit Ihrem Personal Ihnen helfen, das Konzept durchzusetzen und sie werden genau wissen, was es bedeutet. Sie wollen "trösten" und "trösten". Damit meine ich Formulierungen wie: "Mama will, dass du aufs Töpfchen gehst, und du musst das für Mama tun... Kacka, Kacka, Kacka". Oder: "Wenn du auf die Toilette musst, musst du Mama Bescheid sagen, und du musst auf die Toilette und dann gehst du auf die Toilette. Dann, you

Gehen Sie mit ihnen zur Toilette, zeigen Sie sie ihnen und sagen Sie: "Hier wird gekackt und gepinkelt." Das ist nicht trivial, sondern bedeutet, dass sie wissen, dass Sie in der Toilette sind und was von ihnen erwartet wird.

Wenn Sie nicht ake it direkten Ton, kids are extremely smart. Das kann zu einem Kontrollverlust führen und sie folgen vielleicht nicht so gut, wenn Sie sagen: "Mama möchte" oder "Es wäre nicht gut, wenn Sie...".

Bringen Sie sie in den Waschraum und lassen Sie sie den Waschraum benutzen. Lassen Sie sie auf der Toilette dösen. Lassen Sie sie sich daran gewöhnen, dass die Toilette auch ihre Haut berührt. Viele Eltern sind sich dessen nicht bewusst, aber viele Kinder haben eine Vorliebe dafür, auf die Toilette zu gehen - im Gegensatz zu den Kindern, denen es schwerfällt, aufs Töpfchen zu gehen. Das kann ihnen helfen, das zu überwinden, so dass Sie, wenn das Töpfchentraining beginnt, nicht mit zwei Kindern zu kämpfen haben.

Eine Sache ist, dass man keine Windeln verwenden sollte, die nicht saugfähig sind. Dabei sind die Windeln so saugfähig, dass die Kinder gar nicht merken, dass sie nass sind. Und viele Kinder mögen das Gefühl nicht, nass zu sein. Wenn sie dann eine weniger nasse Windel anziehen, können sie den Akt des Loslassens und des Anziehens der "Nummer 1" genießen. Aber die Wet feeling beginnt auch, psychologically or subconsciously say zu them,

"Wenn ich das Gefühl habe, loszulassen, fange ich auch an, mich schlecht zu fühlen, und das will ich nicht." Sie sollten auch darauf achten, dass Sie Ihr Kind immer wieder wickeln, wenn es die Windeln anzieht. So gewöhnen sie sich an das Gefühl, trocken zu sein und trocken zu bleiben. Es reinforces auch dase feelings sie have einmal they wet again. Es ist auch sehr empfehlenswert, dass Sie Ihr Kind aus dem Diapers herausnehmen, während es ein paar Monate vor dem eigentlichen Training priocess trainiert. Während des Mittagsschlafs werden Sie Windeln benutzen, aber während der Arbeit mit Ihrem Kind werden Sie sie nicht benutzen (big). Sie möchten, dass this whole pre-potty training process is ein loving experience because you es subconsciously erase some o der anderen negativen connotations and Ängste, die your child haben kann. Es ist wichtig, dass Sie understand vor potty training is not ein necessary Schritt. Es gives you an advantage if you are starting the potty training process early, but if you are like most parents, then you might have missed the stage or the time when you could have pre-potty trained. Sie können immer noch das Töpfchen vorreinigen, egal in welchem Stadium Sie sind, aber es ist nicht nötig.

in der Regel besser, wenn Sie start as early as possible können.

Mit dem, was wir wissen, und von unserem customers, jedoch, most parents usually hat missed diese stage to die degree, dass they kann gete das meiste effectiveness out of it.

Kapitel 3 Vier Stufen des Töpfchentrainings

In diesem Kapitel werde ich Ihnen zeigen, wie Sie aufs Töpfchen gehen. Was Sie aber nicht lernen werden, ist, dass Sie das Töpfchen auch in anderen Bereichen anwenden können, in denen Sie sich nicht auskennen.

3.1 The four stages of any behavior modification model include:

- Unconscious Inkompetenz

- Bewusste Inkompetenz-
Conscious Kompetenz-
Unconscious competence

Und nun werde ich diese aufzeigen, um Ihnen zu helfen, zu verstehen, was sie sind und was Sie während der verschiedenen Phasen beachten müssen.

Stufe One: Unconscious Incompetence:

This is die "Ich weiß es nicht" stage, where Ihr child's Geist is denkt, "Ich weiß nicht, dass going zum Badezimmer in my Windel is ein wrong thing". Im anderen Fall hat das Kind keine Ahnung, dass es das, was es tut, nicht tun sollte. During Stufe one,

Wenn sie die Funktion nicht kennen, ist es Ihre Verantwortung, sie zu führen und ihnen zu zeigen, dass das, was sie tun, nicht something ist, was sie tun sollten.

This is wo you teaching the Kind, dass sie do noing zu the bathrooom in their diaper sein müssen.

Stage Zwei: Conscious Incompetence

In diesem Stadium hat das Kind ein Verständnis entwickelt, bei dem es weiß, was es nicht tun darf, aber keine Ahnung hat, wie es es das tun soll. Während der zwei Stunden, in denen Sie auf die nächste Toilette gehen, können Sie die positive in der Toilette aufhalten. So, jetzt bringen Sie dem Kind bei, wo es hingehen soll, wie es hingehen soll und was es tun soll.

Stage Three: Conscious Incompetence

Hier weiß das Kind, dass das, was es tut, etwas ist, was es nicht tun sollte, es weiß, was es dagegen tun soll, aber es ist nicht so gut darin. Sie müssen darüber nachdenken. Das is because dase process is now auftretende on der conscious level. Es ist during stage that the child starts zu verstehen, auf ihre own and they beginnen to show Sie die signs, dass sie can tun this on ihre eigenen as well.

Das ist der Zeitpunkt, an dem Sie sich darauf einstellen sollten, keine Kinder mehr zu haben. Nun, is an area where most parents go wrong in they get tot thee stage three and they say, "My Kind is potty trained, there is nothing else that I have to do." In Wirklichkeit ist dies der Ort, an dem das eigentliche Töpfchentraining beginnt. Das ist der Punkt, an dem Sie sich wünschen, dass Ihr Kind die vierte Stufe des Töpfchentrainings durchläuft und auf das Töpfchen geht (consistently). Wenn Sie also die vierte Stufe erreicht haben, müssen Sie sicherstellen, dass Sie mit Konsequenz weitermachen.

Stage Four: Unconscious Kompetenz

Und das ist die lustige Aufgabe. Das ist der Moment, in dem die Kinder wissen, was sie tun müssen, und sie müssen nicht lange darüber nachdenken. Erst in diesem Stadium wird Ihr Kind als "töpfchenführend" betrachtet. Man muss sich vergewissern, dass das Töpfchen drin ist: Wenn Sie drei Jahre alt sind, werden Sie nicht mehr wissen, wo Sie aufs Töpfchen gehen müssen, weil sie wissen, wohin sie gehen müssen. Sie wissen, wo sie hingehen müssen. Was Sie tun, ist, regelmäßig mit ihnen auf das Töpfchen zu gehen. In der zweiten Phase sind Sie nicht mehr so besorgt um die Sicherheit, sondern konzentrieren sich mehr darauf, ihnen zu helfen, zu wissen, wo sie hingehen sollen. Hopefully dies

description has given you a better understanding of how each stage develops and, better yet, what your actions need to be during each stage.

3.2 Töpfchentraining als junge Mutter

Als junge Mutter, die noch nicht viel Erfahrung mit dem Töpfchentraining hat, können Sie Ihrem Kind am besten helfen, indem Sie ein positiver Erzieher sind. Wenn Sie auf die Toilette gehen, benutzen Sie die Toilette als Gelegenheit, Ihr Kind durch die Toilette zu führen. Benutzen Sie Wörter, die Ihr Kind sagen kann, wie z. B. "like peee", "poop" und "potty".

Wenn Sie Ihr Kind auf ein Töpfchen setzen wollen, müssen Sie es in der Toilette aufstellen. Machen Sie es zu einem Spaß, wenn Ihr Kind mit oder ohne Windel sitzen möchte. Lassen Sie Ihr Kind auf dem Kindersitz sitzen, während Sie eine Mahlzeit zubereiten.

Achten Sie auch auf die Signale. Achten Sie darauf, wie sich Ihr Kind verhält, wenn es pinkeln muss oder sich übergeben muss. Achten Sie auf ein gerötetes Gesicht und achten Sie auf Grunzen. Take notice of thee time when he pees and poops during they. Unter establish finden Sie eine Liste der Zeiten, in denen Ihr Kind während des Tages auf dem Töpfchen sitzt, besonders nach den Mahlzeiten oder nach einer Grippe. Das helps stellt your child up für Erfolg ein.

Und use plenty ovon Lob, praise, aund more Lob. Is your child motivated by verbal Ermutigung? Stickers auf ein Diagramm? Eine kleine Schlafenszeit oder eine längere Schlafenszeit? Überlegen Sie, was sich für Sie richtig anfühlt, und achten Sie darauf, dass Sie positiv aufs Töpfchen gehen. Ihre gute Einstellung wird sich durchsetzen, wenn Sie das "Töpfchen" halten.

3.3 Was Not to Do

Der Gang aufs Töpfchen sollte ein Wollen sein, kein Müssen. Wenn Ihr Kind es nicht will, sollten Sie es nicht zwingen. Auch wenn Sie denken, dass Ihr Kind es geschafft hat, gibt es Unfälle. Es ist in Ordnung, frustriert zu sein, aber lassen Sie Ihr Kind nicht im Stich - das bringt Sie nicht weiter. Atmen Sie tief durch und konzentrieren Sie sich auf das, was Sie und Ihr Kind beim nächsten Mal besser machen können. Außerdem sollten Sie Ihren Sohn oder Ihre Tochter nicht mit einer anderen Person zusammenbringen. Manche Eltern wissen nicht, wie die Erziehung in ihrer Familie abläuft. Wenn Ihre Mutter ihre Kinder erzogen hat, lächeln Sie und erkennen Sie, dass die richtige Entscheidung die richtige für Sie ist.

Und wenn Sie eine berufstätige Mutter sind, jonglieren Sie mit all Ihren persönlichen Verantwortlichkeiten und irgendwie schaffen Sie es, dass es wie ein Kinderspiel aussieht. Life ist aber busy, and you've

Ich habe eine große Aufgabe auf der Liste: lernen, wie man aufs Töpfchen geht.

Ihr Kleines vom Bett ins Bad zu bringen, ist eine schwierige Aufgabe - egal, ob Sie zu Hause bleiben oder arbeiten. Weil Sie in die zweite Kategorie fallen, müssen Sie die Arbeit sorgfältiger planen, damit Sie bei der Hauptaufgabe dabei sind. As you prepare for life without diapers, here are some tips to keep in mind to make it simpler for you as you balance your professional schedule and potty-train schedule.

1. Choose the Right Time

Erziehungsbücher werden den perfekten Zeitpunkt für das Töpfchentraining aufzeigen, aber keine zwei Stunden sind der richtige Zeitpunkt. Some kleine ones beginnen mit dem potty bei as jungen as 24 months, aber das at's rare. In most cases, Kinder beginnen betwen 24 und 36 months, and the entire process can take up to eight months to perfect after that.

Still, sollten Sie be more fokussiert on starting the Prozess, wenn your child shows they sind ready füror. Für instance, einige kids will anfangen, show interest in ihre siblings' or classmates' potty behavior, which can help you ease sie into using the toilet, too. Also, if your

Wenn ein Kind durchschläft, ohne die Windel zu wechseln, muss es darauf vorbereitet sein, dass es sich nicht mehr bewegen kann. To dass end, staying dryer für longer zeigt auch eine little one has, was it takes to tragen big-kid untererwear. Ihr Kind kann sich verstecken, wenn es nicht gehen kann, wenn es sich verstecken muss oder wenn es an einer abgenutzten Windel zieht.

Wenn Sie anfangen, diese Dinge zu sehen, sollten Sie nicht mehr darüber nachdenken, ob Sie das Gerät kaufen sollen. Es ist nicht nötig, dass Sie mit dem Bau eines Gebäudes beginnen und dabei viel Geld ausgeben.

2. Investieren in die Werkzeuge

Jetzt, wo Sie wissen, dass es Zeit ist, sich auf den Weg zu machen, müssen Sie das benötigte Material besorgen, um die Arbeit zu erleichtern. Für einen Tag brauchen Sie einen Kühlschrank für Ihren Sohn oder Ihre Tochter. Bringen Sie bei einem Wochenend- oder Feierabendausflug in den Supermarkt Ihre Kinder mit, damit sie bei der Auswahl von designs helfen können - sie werden es noch schöner finden, wenn sie die Farben mögen. Mit der richtigen Unterwäsche und anderen Utensilien für das Töpfchen-Training, wie z. B. Bettzeug, Bettwäsche und Handtücher, können Sie Ihre Kinder für alles gewappnet halten.

However, mistakes happen! Wenn they do eine Sauerei machen,

Bringen Sie ihnen bei, dass sie nichts anderes als Spülmittel oder spülbare Tücher in die Toilette werfen dürfen! Indem Sie die Flushing ovon wipes and die Verwendung ovon tooo viel Papier preventing, will minimize die Menge von plumbing-related issues you will experience. Wenn Sie einen Klempner beauftragen, können Sie sich viel Ärger ersparen, wenn Sie wissen, wie Sie einen Klempner beauftragen können und wann Sie einen Klempner beauftragen müssen.

3. Arbeit mit Teachers oder Nannies

Sie können Ihre Kindertränke vor dem Wochenende abschalten, aber leider müssen Sie dann wieder zur Arbeit gehen. Anstatt Ihr Kind in den Kindergarten zu schicken, sollten Sie mit der Erzieherin über den Übergang sprechen. Chances are, Ihr childcare provider wird more als bereit sein, stick to the routine Sie begonnen haben, as well as any Belohnungen system you have in place. Denken Sie daran, dass es vorteilhaft für sie ist, wenn sie nicht change diapers anymore müssen, either. Stellen Sie sicher, dass Sie genügend trockene Kleidung mitnehmen, falls es doch einmal passieren sollte. Dann, wenn Sie Ihr Kind abholen und nach Hause gehen, können Sie das Training mit Ihrem Kind fortsetzen.

4. Belohnung Good Potty Habits

Experts have varying Meinungen on lohnende children füror

ihre erfolgreiche Benutzung des Töpfchens. Für viele Kinder ist es eine gute Möglichkeit, ihr Verantwortungsbewusstsein zu stärken, während andere die Fähigkeit, trocken zu bleiben, als ausreichend empfinden. Es liegt an Ihnen, ob Sie den Prozess mit Aufklebern oder einer Tabelle zum Töpfchentraining fördern.

Egal was, es ist wichtig, dass Sie wissen, wie stolz Sie auf Ihr Kind sind, wenn es das Töpfchen benutzt. Auch wenn die Erzieherinnen während des Tages das Töpfchen benutzen, duschen Sie sie mit praise ab, während Sie das Töpfchen benutzen und dabei die Hände waschen. Es cann fruchtbar sein, wenn your child fusses über using the toilet oder wenn they suffer von Unfällen, aber you can't lassen them sehen or fühlen diese von you. Mit einem supportive parent helming the transition from diapers zum Töpfchen, Kinder are likely to try.

Start und Succeed

Sobald Sie die richtige Ausrüstung haben, invested inpointededen Sie die richtige Ausrüstung and enlisted elp von yoour child's teachers, Sie sind ready to potty-train. Sie werden sehen, wie diese Geräte es Ihnen leichter machen, den Job zu bekommen, egal wo Sie arbeiten. Cheer your child to the finish line both of you will be freier und glücklicher sans diapers, which is the best benefit of all.

3.4 Wie kann man als Mutter ein Kind mit besonderen Bedürfnissen unterstützen?

Wenn Sie ein Kind mit besonderen Bedürfnissen haben, dann wissen Sie, dass Sie vielleicht nicht in der Lage sind, auf die Anzeichen von "typical" zu achten, die auf eine besondere Art und Weise readiness hinweisen. Kristen Raney von Shifting Roots shares her experience mit Töpfchen training her son.

Potty Training a Child on the Autism SpectrumFirst of all, donn't read those stories about moms who potty train their children in thre days!!! This will not für unsere children arbeiten und wird cause Sie so viel stress!! Erinnern Sie sich durch die process that you are a good mom doing the best you can for your child.

Die meisten der autistic Kinder, die ich kenne, waren nicht in der Lage, vor dem vierten Lebensjahr mit dem Kind zu sprechen, viele von ihnen schon vorher und viele noch später. Es kommt ganz darauf an, wo Ihr Kind auf dem Autismus-Spektrum steht und was seine besonderen sensorischen Probleme sind.

Für den Rest des Lebens würde unser Sohn als Asperger-Kind gelten, aber er ist nicht mehr diagnosis und hat kein Autism Spectrum mehr. Sein Körper war bereit, mit 2 1/2 Jahren aufs Töpfchen zu gehen, aber er hatte eine große Angst vor der Toilette. Keine Bestechung, kein Geschenk, kein Lied, keine Karte in die Welt könnte ihn dazu bringen, es zu benutzen. Er hatte auch schreckliche Angst vor dem Haus, der Wohnung oder irgendwo in der Öffentlichkeit. Wir haben ihn auf die Toilette gebracht, und er hat das mit 3 1/2 Jahren geschafft. Ich remember how nicht, because it war so stressfull, dass ich erased thate von my mind. Ich denke, dass ich ihn in seiner Windel in der Badewanne gewickelt habe, und ich habe transferring, dass er sich an das Bettchen gewöhnt hat. Sobald er das hatte, musste er nach einer Windel suchen, wenn er schlafen wollte, und die Windel in den Mund nehmen. Um ihn zu trainieren, brauchte es einen 90-minütigen Kampf des Willens, bei dem ich ihm sagte, er könne auf die Toilette oder in die Badewanne kacken, aber er musste in sein Bettchen kacken. Es war schrecklich. Er schaute mich an, als würde ich ihn umbringen. Wir kauften ihm für die nächsten drei Male, die er auf das Töpfchen ging, eine Thymian-Tasse und eine vierte, wenn er auf dem Töpfchen wusch. Ja, das ist ein ganz schöner Brocken, aber er war 4 1/4 Jahre alt, und wir haben es geschafft.

Ich hope your journey ist viel less stressful als ours, aber wissen Sie, dass you re not alone! Lassen Sie sich nicht von einem neurotypischen Kind beleidigen, das Ihnen nicht gefällt, weil Sie Ihr Kind nicht mehr trösten können. Sie haben die Mama bekommen!

3.5 Wie man eine "Lütte" aufs Töpfchen bringt Bloomer

Das war's. Von allen meinen Freunden hat keines der Kinder aufs Töpfchen gemacht. Zu Zeiten meiner Großeltern wurden die Kinder früh auf die Toilette gebracht (12-18 Monate). Das hatte viel mit dem Alter des Erwachsenen zu tun, aber nicht mit dem Alter des Kindes. Most American families are now warten, bis their child is a mindestens vierundzwanzig Monate oder beyond introduce potty Ausbildung. Behalten Sie im Hinterkopf, dass sich die Anforderungen immer wieder ändern!

Ein Artikel von Healthy Children.org mit dem Titel "The Right Age to Potty Train", states that there is no exact right age potty train! Research over der past several decades zeigt an, dass there ist no perfect age. Man muss sich die körperlichen, geistigen und seelischen Gegebenheiten der Umgebung ansehen und daraus lernen. Diese können in verschiedenen Bereichen auftreten.

Sumer Schmitt over at Giggles, Grace, and Naptime shares her experiences with potty training on "older toddler". Er war fast dreieinhalb Jahre alt, als er voll auf die Toilette ging. She shares her story of persevering through potty training and advises:

Wir haben es schon eine Million Mal gehört. Nicht compare. Vergleiche deine Mutter nicht mit der kleinen Suzy aus der Schule, die mit 18 Jahren starb. Oder das 6 Monate alte Baby, das bereits eine elimination communication macht. Easier said than done, right? Wenn Sie aber mitten drin sind, ist es gefährlich, sich nicht auf das Spiel einzulassen.

Stimmt, ich habe es kapiert. Aber, Ihr Kind wird in seiner eigenen Zeit aufs Töpfchen gehen. Wenn Ihr Kind in den Kindergarten geht, wird es nicht mehr über das Töpfchen reden. Genauso wie sie nicht mehr darüber sprechen, wann sich Ihr Kind das erste Mal gerollt, aufgesetzt, gekratzt oder geworfen hat. Die milestones sind in the past and die meisten children will all schließlich catch up to ein anderes.

Studies actually zeigen, dass manchmal potty Training later better ist, weil your child will have eine bessere developed vocabulary. Potty training kann easier sein und passiert faster je später desto age!

3.6 Wie man als Vater sein Kind aufs Töpfchen bringt

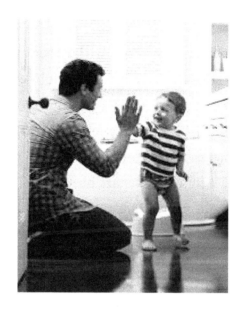

Zum anderen either single Vater or not our child is mehr likely to understand potty use if he's no longer wearing a nappy. Training pants are absorbent underwear worn währending toilet training. Sie sind kleiner als nappies, aber besser geeignet für das Aufräumen von bösartigen Verschmutzungen. Wenn Ihr Kind eine Tränkung trägt, driniss her in clothes that are easy quickly zu nehmen.

Klimmzüge sind sehr hilfreich für die körperliche Ertüchtigung. Es ist nicht so, dass sie nicht mehr helfen können. Aber Sie können sie nutzen, um Ihre Hände zu schonen und Ihre Hände zu schonen.

Generally, cloth training pants are less absorbent als

pull-ups and can feel a little less like a nappy. Ziehen Sie während des Ausziehens an den Händen. Wearing Training pants is ein big move for your child. Wenn Sie celebrate it, will dase transition easier sein. Sprich darüber, wie gut du ihn kennst und wie stolz du auf ihn bist. Ich kenne alle Tricks und Aufkleber, die man mit der Hand aufkleben kann, ohne dass man sie sieht. Aber Sie müssen eine Lösung finden, die mit Ihrem Körper übereinstimmt. Ich didne rewards anderswo, so ich wollte nicht start here. Es hat geklappt: Lots of undivided attention, positive reinforcement, love, affection and pride when my kids were successful. Making a big deal about small steps of progress is key. Ich benutzte keine special Toiletten, kiddie Toiletten, rings, und auch nicht das Jugendzentrum, in dem meine Mutter lebte, weil sie es nicht aushielt. Wir mussten eine Lösung finden, mit der wir den Fahrer überraschen konnten. Ich musste die Kinder (sie waren etwa 2 1/2 Jahre alt) während des ganzen Tages, als ich dachte, dass sie gehen müssten, aus dem Haus nehmen. Nach einer Woche und vielem "Ja! Du hast zwei Nummern geschafft!" und "Gut für dich! Du hast ein Wunder vollbracht!", waren sie nicht mehr da, und zwar vor jeder neuen Nummer. Alles in allem denke ich, dass sie einfach bereit waren.

"Das key is consistency," says James Singer, Vater von zwei Kindern und Mitglied des Huggies Pull-Ups Potty Training Partners. "Was auch immer Sie bei sich zu Hause tun, Sie müssen es nicht tun. Wenn Ihr Kind ein Buch liest, das in der Tasche ist, sollten Sie mit Ihrem Arzt darüber sprechen, ob er ein Buch für Sie kaufen möchte. Keep in mind thatat daycare centers may beo busy to customize potty training to each child. In diesem Fall fragen Sie sie, wie sie die von Ihnen gesammelten Erfahrungen in der Praxis nutzen können. Then bring home something that works at daycare. Wenn Ihr Kind den Platz liebt, den es in der Kita einnimmt, sollten Sie sich einen Platz für ihn suchen.

Mit dem Pee-Kaboo Reusable Potty Training Sticker können Sie den Spaß an der Benutzung des Geräts beenden. Schieben Sie einen weißen Aufkleber in die Öffnung eines Pissoirs, lassen Sie Ihren Hund hineinpinkeln und schauen Sie ihm dabei zu, wie er eine Blume, eine Blume, eine Tüte oder einen Hintern sieht. Nachdem Sie die Blume aufgeschnitten, geblüht und geputzt haben, können Sie die Blume in die Hand nehmen und in den Mund nehmen. Das soll wahr sein? Wir haben es mit einer ehemals jungen Frau zu tun, der 2-jährigen Gwinnardth Minnic, die jetzt "Aber, aber!" schreit, wenn sie ihre Hände auf den Boden legt.

the potty. Sind Sie schon lange nicht mehr in der Lage, die Tage zu messen? Oder maybe Sie already dabbled in ein paar less-than-successful attempts? Either way, we hörte ein thing again und again: Dein Kind muss gesund und munter sein. Und keine Angst, es wird immer gut drauf sein. "Kein Kind wird in der Lage sein, sich selbst zu ernähren", sagt Carol Stevenson, Mutter von drei Kindern aus St. Vincent, California, die in einem frühen Alter geboren wurde. "Aber s so easy aufgehängt und worried, dass your child's ein certain age und not there yet, which adds so much pressure and turns it into eine Schlacht." Wenn Sie mit Ihrem Kind die diapers (siehe signs, showing und interest), die Sie während des Essens oder nach dem Toilettengang ansprechen, nutzen Sie einen der these Tricks, um it einfacher zu machen.

3.7 Eine Erklärung aus der Erfahrung Papa

Meine Frau, MJ, und ich haben die übliche Elternschaft durchlaufen, während wir versuchten, unsere Kinder zu erziehen. Bei first Will, then 2, was confused, dann afraid, und next defiant. Mit 2 1/2 Jahren still loved that diaper, and der mere Anblick of eine toilet geschickt.

him into einen Wutanfall. Das war der erste Wutanfall, von dem ich wusste, dass er bereit war. Er blieb die ganze Nacht trocken, wachte auf und pinkelte in seinen Vater, der grinsend direkt vor uns stand. Es war ein nicht ganz so subtiler Hinweis darauf, dass, wenn Wsll zu lachen beginnen würde, es auf seinem eigenen Weg geschehen würde.

MJ und ich haben unzählige Stunden damit verbracht, das Schlafzimmer zu verschönern. Wir brachten Wills Plüschtiere dorthin, ließen him durch his fließen, die sitting in die Schüssel legten (gut training, wenn er älter wurde, danke Papa), und warfen sogar Cheerios in die Schüssel, um him ein Ziel zu geben. Nichts hat geklappt.

Am Ende mussten wir Will auf den Sitz legen, ihn nach oben ziehen und über die Kante legen. Aber he still wouldn't go. "Das funktioniert nicht", sagte er in der denkbar schlechtesten Zeit.

Ich first ihn an, es weiter zu versuchen. Es ging nicht. Also drehte ich mich auf der Toilette um, weil ich dachte, dass das Geräusch des laufenden Wassers ihn zum Pinkeln bringen würde. Aber ich glaube, dass er nicht mehr pinkeln kann, denn er muss sich noch mehr anstrengen, um zu pinkeln.

Endlich hatte ich ein gutes Gefühl. "He, Bud, was ist mit dir und unserem Rennen?" Sagte ich. Der Geist von Will competitive, denn er brightened.

und griff in die Tasche. Ich schob seinen Hocker nach rechts, so dass ich neben ihm Platz nehmen konnte, und wir machten uns auf den Weg zu unserem Duell. Ich sagte ihm, dass wir bei drei aufhören würden. Aber mein kleiner Betrüger hat die Waffe übersprungen. Ich kam nicht mal bis "2", bis er auf die Toilette ging. Der Sieg. Alle kicherten und grinsten voller Stolz, und ich verlieh meinem Sohn stillschweigend den ersten Platz in der Kategorie "Beste Leistung im Universum" für die Lösung des Töpfchen-Rätsels. Ich habe es im Großen und Ganzen geschafft, einen Mülleimer zu finden, einen Mülleimer zu schlagen (ähm, eine Flasche) und viel Spaß zu haben.

Es war ein großer Spaß, wie sich herausstellte. Wsll wurde so excited und began lachte so heftig, dass er starten mitten im Spritzen fiel. Ich wählte die Adresse still und versuchte, ihn im Auge zu behalten, während ich die ganze Zeit die Porzellantonne im Visier hatte.

Will's linke Seite foot slipped off the stool. Ich konnte ihn mit der Hüfte und der rechten Hand etwas auffangen, aber nicht, bevor er sich gegen mich gedreht hatte. Ja, das stimmt, er hat mich bespritzt. Ein guter Vater hätte die Strafe kassiert. Aber ich bin zimperlich, also habe ich meinen Kopf von seinem Schwanz weggerissen. Das führte dazu, dass meine eigene Kugel in die Wanne schlug und auf den Körper meines Sohnes prallte.

Wir fielen beide auf den Boden, hysterisch und angewidert. Wir waren einen Moment lang verblüfft, bis Will sprach.

"Hast du?", fragte er neugierig.
"Ja, Bud?"
"Du hast mich vollgepinkelt."
"Um das zu verhindern, hast du mich vollgepinkelt."

Die beiden haben sich den Bauch vollgeschlagen, gegrunzt, geklatscht, gepinkelt - und zwar so sehr, dass ich mich vollgepinkelt hätte, wenn ich nicht gerade mein Kleinkind eingeweicht hätte. Der Krach tröstete MJ, der herbeieilte. Als er sich umdrehte, stürzte er sich auf uns: Die gelbe Dröhnung macht sich langsam auf den Weg durch die Wanne.

Ich begann mit einer Erklärung. "Das ist mir egal", sagte sie, drehte sich auf den Fersen um und ging weg. "Du musst jetzt gehen."

Ich habe es getan, und das hat sich als ein Glücksfall herausgestellt. Will began using the toilet regularly (he asked me viele Male zu race him again, aber ich never akzeptiert) and was voll trained less than two months later. Und jetzt? Das kann er nicht.

resist das Drängen, jemandem and everyone aboout the time Dad peeed auf him zu erzählen.

3.8 Wie man als Opa ein Kind aufs Töpfchen bringt

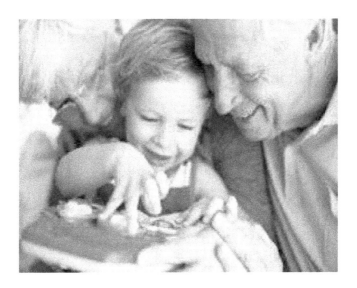

Das Pädagogen-Training ist eine der schwierigeren Aufgaben, die wir als alte Menschen bewältigen. Jedes Kind ist different und has their own unique Herausforderungen.

Leider ist es eine stinkende Plackerei, die Sie gerne durchqueren würden, aber scheinbar im Schlamm stecken bleiben. Warum tun sich manche großartigen Menschen so schwer mit der Technik? Die Wahrheit ist, dass es die Lehren sind, die man dort lernt. Je mehr ich sehe, desto mehr müssen Sie sich um Ihre Lehren kümmern, desto besser sind Ihre Lehren für die Zukunft.

Sie müssen die Karten zu Ihren Gunsten auslegen. Sie müssen die Karten zu Ihren Gunsten auslegen. Some Eltern tun nur ein oder zwei Dinge, wie z. B. kaufen pull-ups und

Sie müssen Ihre Kinder auf das Töpfchen setzen, bis sie davon genervt sind, dass es nicht funktioniert. Es gibt eine bessere Lösung. Im Gegenteil, es gibt viele Möglichkeiten, die alle genutzt werden können, um die Zeit zu verkürzen: marish und erfolgreicher!

Kinder werden typischerweise im Alter von 2 oder 3 Jahren zum Töpfchen gehen erzogen, aber häufiger, wenn sie ältere Geschwister haben, von denen sie lernen können. Achten Sie auf die Anzeichen.

Achten Sie darauf, dass Ihr Kind ready ist. Dazu gehören das An- und Ausziehen der Windel, going ein ganzer Tag oder ein ganzer Monat, die Information, dass sie going sind, curiosity über die Windel und das, was in die Windel kommt, und going Nummer 2 am selben Tag.

Wenn Sie beginnen, widmen Sie 1-2 Wochen dem Töpfchengehen. Dies beinhaltet alles, was Ihren Hund aus dem Haus bringt, wie Autofahrten, activities und alles, was ihn aus dem Haus bringt. Sobald Sie es geschafft haben, gibt es kein Zurück mehr. Stellen Sie sicher, dass Sie langfristig dabei sind... oder gar nicht. Avoid pull-ups während des Tages as they give children eine crutch zu gehen, genau wie ein diaper. Instead, let sie be naked und

eilen sie zum potty if sie start to while saying, "Make sure you go pee pee in the potty."

Legen Sie sie für 15 bis 30 Minuten in den Ofen. Viele Kids haben auch eine bestimmte Zeit, in der sie die "Nummer 2" des Business machen. Achten Sie darauf, dass Ihr Kind während der Tageszeit mehrere Male auf das Töpfchen geht, um die Nummer 2 zu bekommen.

Erleichtern Sie ihnen die Eingewöhnung, indem Sie ihnen ein lustiges Töpfchen anbieten, das für Kinder nicht so einschüchternd ist. Mein Sohn hatte ein tolles Töpfchen, das er liebte, und wir konnten es in der Zeit, in der er darin spielen wollte, benutzen. Teach die process of going potty und washing hands with books! Es gibt eine ganze Reihe von hochwertigen Produkten, die Sie in Ihrem Fahrzeug verwenden können, wenn Sie auf dem Dach sitzen.

Make ein cooles Töpfchen verdienen chart with Spaß Aufkleber and rewards. Mein son erhielt eine sticker every time he went potty und after acht Aufkleber he erhielt eine little billig toy like eine Streichholzschachtel car. You können also Belohnung mit einem few mini M&Ms when they're erfolgreich. Diagramme sind eine gute Möglichkeit, um sich zu verbessern. Nighttime Töpfchentraining usually comes later. Wir haben unser Kleinkind erst sechs Monate später aufs Töpfchen gesetzt, als es schon alt genug war. Erst in der Nacht fing es an zu schlafen.

ohne incident did wir stop using them. Try your best to stay calm, use positive reinforcement, and not get angry or frustrated when sie einen Unfall haben. Sie wollen nicht, dass Ihr Kind während des Unfalls ängstlich oder gestresst ist. Lassen Sie es sich nicht schlecht fühlen, weil es ein Unglück hatte. Sie werden Ihnen vielleicht nicht sagen, wann sie den nächsten Termin haben.

As stated earlier, potty Ausbildung ist eine der most schwierigen Teile des Seins ein parent. Consistency ist your friend in diesem situation. Don't give up. Auch bei harter Arbeit ist der Rückschritt isssible and normal. Keep arbeiten atil Ihre little ein is a potty pro.

Kapitel 4 Wie Sie Ihr Kind in 3 Tagen aufs Töpfchen bringen

The "Signs of Readiness"

Ich habe gehört, dass die Kinder "Anzeichen von Bereitschaft" zeigen müssen, bevor man sie 3 Tage lang tränken kann.

Das ist wahr. Was die meisten Menschen nicht verstehen, ist die Frage: "Was genau ist ein Anzeichen für Röteln"? Oft wird gesagt, dass es ein Zeichen von Rötung ist, wenn das Kind mehr als sonst in der Brust zeigt. Meiner Meinung nach ist das eine sehr gute Möglichkeit.

Children are curious creatures. So schnell wie sie können, so schnell sind sie auch wieder draußen. Sie können die Schale mit der Schüssel füllen und sich darin aufhalten. Dies is ist nicht "das beste", um sie zu finden (obwohl is, wenn Sie sie davor bewahren wollen, sich zu verletzen oder etwas anderes zu verletzen).

Eine necessary sign of potty training readiness is the ability for den child to frequently communicate seine or her wants. Ich spreche nicht über die Krankheit. Ich spreche über Gänge, Töne, Geräusche. Wenn Sie verstehen können, dass eine child wants something, and the child können Sie to die item, das at is good genug.

Wenn ein Kind in der Küche oder im Schlafzimmer zieht, weiß es, was es will, und es ist effektiv mit Ihnen zusammen! Es gibt mehr significance als Sie vielleicht denken. Was das Verhalten und die Attribute angeht, means is, dass viele children mit Apraxia or speech, autism and andere developmental Probleme can potty trainiert using werden können, dieses method. Ultimately, the child learns, dass das Benutzen der toilet is eine gute Sache ist, something zu be rewarded, and they will find a way to communicate their need to you. Das wird mit einer Belohnung belohnt.

Ein parent explained: Mein fünfter child war diagnosed with Childhood Apraxia of Speech und was potty trained a at 22 months old in under 3 days using 3 Day potty training method this is not an easy task. Zu diesem Zeitpunkt bestand das Töpfchen nur aus Wasser - und nicht aus Wasser, das auf dem Boden lag. Wenn ein Kind mit Apraxie can potty amit 22 Monaten why you think your own kid cant das tun.

Secondly, your child must bed to go to bed without a bottle or cup, preferably two to three hours before bedtime.

4.1 Es gibt ein paar Gründe, warum ich diese Lösung gewählt habe.

1) Ich achte auf die Gesundheit Ihres Kindes 2) Es erleichtert das Töpfchengehen

Was passiert, wenn Sie vor dem Schlafengehen noch eine Menge zu trinken haben? Längerer nächtlicher Besuch im Bad! Das Gleiche gilt für Ihr Kind. Wenn Sie ihm vor der Geburt eine Menge Grippemittel geben, wird es nachts nicht mehr zur Toilette gehen.

4.2 Ein paar Dinge, die ich von meinen Kollegen über das Zeichen der Bereitschaft erfahren habe:

1) Unser Kind trinkt eine Stunde vor der Mahlzeit, darf ich ihm nichts zu trinken geben? Es ist völlig in Ordnung, wenn Sie Ihrem Kind zu jeder Mahlzeit etwas zu trinken geben. Achten Sie nur darauf, dass es nicht zu viel trinkt, bevor es zur Nachtruhe kommt.

2) My child genießt wirklich seine Tasse of milk vor bed as es is part von our Nacht time Routine. Muss ich das wirklich tun? Nein, Sie können die Menge der Milch, die Sie in der Nacht getrunken haben, reduzieren. Um das zu erreichen, können Sie ihm eine größere Tasse geben und dann nur noch eine Tasse.

fill es half Weg voll. Achten Sie auch darauf, dass Sie die in der Tabelle angegebene Nachtzeit einhalten.

3) Mein Sohn wäscht sich während der night ein Getränk, ich möchte ihm aber nichts zu trinken geben, denn es ist wirklich drer, wo wir live. Dadurch, dass Ihr Kind für den Arzt arbeitet, hat es keine Probleme, aufzustehen, um ins Krankenhaus zu gehen.

Drittens, damit diese Methode bei Kindern bis zum 22. Lebensmonat funktioniert, muss Ihr Kind vor dem Aufwachen wach sein. Check für dryness within half an hour of them waking up. Warten Sie nicht, bis sie eine Stunde oder so aufgestanden sind. Dann sind sie nämlich schon wach, und Sie bekommen keine Garantie für eine lange Aufstehzeit. Wenn Ihr chis over das Alter von 22 Monaten old he should wachen up dry aber donn nicht too viel, wenn he tut not. Halten Sie sich einfach an die in der Broschüre angegebenen Schlafenszeiten, damit Ihr Kind nicht zu früh aufwacht.

4.3 Ein paar Dinge, die ich von den meisten Menschen über readiness erfahren habe:

1)My child is 3 years alt and wacht immer noch up with eine volle diaper. Kann ich trotzdem aufs Töpfchen gehen? Ja! Wie bereits erwähnt, ist es in Ordnung, wenn Ihr Kind oder Ihre Tochter älter als 22 Monate ist und es sich gut anfühlt. Achten Sie darauf, dass Sie die richtigen Schritte in der Broschüre befolgen.

2) Meine erste Tochter ist 5 Jahre alt und weint immer noch. Ich glaube nicht, dass meine 2-Jährige in der Lage sein wird, für eine Nacht aufs Töpfchen zu gehen. Kann ich das Töpfchen nur tagsüber benutzen und für die Nacht einen Pull-up oder eine Windel? Was würdest du tun wollen? Das ist nicht nötig. Sie können Ihr Kind (auch Ihr älteres Kind) dazu bringen, nicht mehr aufzuwachen, wenn Sie die in der Broschüre beschriebene Methode anwenden. Es klappt!

3) My child is 18 months old and shows most the signs of readiness but doesn't wake up dry; can I still start potty training? Yest be sure to follow die steps skizziert in der eBook for night Zeit. Ich empfehle, zu warten, bis Ihr Kind 22 Monate alt ist, denn es dauert länger als drei Wochen, wenn es jünger ist als 22 Monate, aber das ist Ihr Kind. Es ist meine Erfahrung, dass Kinder im Alter von 22 Jahren das ideale Alter haben, um sich zu erziehen. Es is entirely possible, dass ein 15 Monate altes Kind these signs zeigt. Für mich würde ich, wenn mein 15 Monate altes Kind dieses Verhalten zeigen würde, bis zum 22ten Lebensmonat warten.

4.4 Der erste Tag Reise zum 3-Tage-Töpfchentraining

Day 1 is the day that wir decide to Töpfchentraining beginnen. Vor allem sollten Sie darauf achten, dass nicht nur Sie, sondern auch Ihr Kind und alle anderen, die daran beteiligt sind (s), eine angenehme Nachtruhe haben. Das is extremely important. Es ist very difficult to accomplish etwas, wenn Sie nicht only müde sind, aber die child ist tired and everyone is verschroben.

Es is on this day that you get rid of the diapers and the child starts wearing big boy und big girl underwear fulltime... There sind no more diapers in diesem Prozess... Wenn du jetzt sagst: "Gut, dann machen wir Klimmzüge und so weiter." Ich sage: "Eine Windel ist eine Windel, egal, wie du sie nennst oder was du disguise it." Und subconsciously, wenn you put the diaper on the child, it gives them the wrong message.

Also, seeing as, dass wir bereits erklärt haben, wie difficult this process für die Eltern oder den Töpfchentrainer as it is für das child ist, nicht mit dem diaper makes the parent or die potty trainer more vigilant. Sie werden mehr Erfolg haben, wenn Sie wissen, dass die Maschine nicht mehr funktioniert.

Zum Beispiel, wenn Sie wissen, dass Ihr Kind eine Windel trägt und Sie irgendwo in einer Wohnung unterwegs sind, könnten Sie sich sagen: "Gut, wir müssen jetzt nicht sofort eine Toilette finden. Wir haben es nicht so eilig. Du hast eine Windel an." Aber beachte, dass du in dem Moment, in dem du das sagst, nicht aufs Töpfchen gehen kannst, die Büchse der Pandora geöffnet hast. Sie haben ihnen nur gesagt: "Sie müssen aufs Klo gehen.

okay". Und sie werden das tun, und Sie werden eine Menge Ärger bekommen. So, wir start, indem wir ihnen erlauben, den Jungen oder das Mädchen untererwear und put it weiter zu machen. (This is etwas you might have done during the pre-potty Trainingsprozess).

Dann setzen Sie sich mit Ihrem Kind zusammen und erklären ihm den Vorgang. Sie können sagen: "Hier ist das, was wir tun; hier ist das, was Mutti durchführt; und hier ist das, was passieren wird." Dann sollten Sie sie den Platz für das Töpfchen aussuchen lassen.

Sie werden sie fragen: "Wo wollen Sie Ihren Stuhl haben?" Wir wollen ihnen den Stuhl gerne geben. Wenn Sie zwei Kinder im Haus haben, lassen Sie sie den zweiten Stuhl wählen, wenn sie das Bad auf dem Stuhl benutzen.

Dann nehmen Sie sie mit auf die Toilette. Sie wollen auf die Toilette gehen und Sie sagen: "Okay, Mama will, dass du ins Bad gehst." Bis zu diesem Zeitpunkt hätte sie gesehen, wie du das Bad benutzt, also kannst du auch sagen: "Wir wollen, dass du das Bad benutzt, während Mama das Bad benutzt." Seien Sie nicht enttäuscht, wenn nichts herauskommt. Die Tatsache, dass sie auf die Toilette gehen, ist ein Fehler oder ein Fehler in der Toilette selbst. Sobald sie von der Platte abgenommen werden, müssen Sie einen Timer für 20 Minuten einschalten.

Every 20 minutes for the first 3 days or for the first few days until they're trained, you are going to have them go and sit in the bathroom. Wenn der Timer abläuft (und das ist sehr wichtig), muss man sich eine Pause gönnen. Jeder kann sagen: "Es ist Zeit fürs Töpfchen. Es ist Zeit fürs Töpfchen. Komm, wir gehen aufs Töpfchen." Und schon können alle ins Bad rennen.

Sogar mit unseren älteren Kindern, wenn wir in unserer Wohnung waren, sind wir in die Toilette gerannt. Und it was if it war Cinco de Mayo or some big festivity in the house. Das ist sehr wichtig für das Kind, weil wir versuchen, das Ganze zu einem Vergnügen für das Kind zu machen.

Jedes Mal, wenn sie nach 20 Minuten auf die Toilette gehen, müssen Sie sicherstellen, dass sie 3 bis 5 Minuten auf der Toilette sitzen. Dabei geht es nicht darum, dass sie stundenlang auf der Toilette sitzen, sondern darum, dass sie 3 bis 5 Minuten auf der Toilette sitzen. Wenn sie heute Nacht auf die Toilette gehen und die Nummer 2 machen, dann können sie sofort wieder aufstehen.

Wenn dies nicht der Fall ist, möchten Sie sichergehen, dass Sie die vollen 5 Minuten mit ihnen in der Nacht einnehmen können. Hinweis: Zu diesem Zeitpunkt sind wir nicht sehr besorgt über die Nummer 2. Wir möchten, dass Sie und die anderen die Nummer 1 für sich behalten, und dann werden wir weitermachen. Nun, selbst wenn das nicht geht, ist das eine gute Sache, denn die Tatsache, dass Sie sie auf die Platte legen, ist schon eine accomplishment für sich.

Aber etwas, was Sie wollen, ist, dass jedes Mal, wenn sie sich auf die Toilette setzen, etwas passiert, damit sie drücken können. Auch wenn sie nicht die Nummer 2 oder die Nummer 1 machen, müssen Sie sicherstellen, dass sie es tun. Sagen Sie also: "Ich möchte sichergehen, dass Sie es tun. Now schieben." Und manche haben gesagt: "Ich kann nicht sagen, wann sie pressen." Man muss sich nur die Zeit nehmen, die man braucht.

Sie können tell by den Magenmuskel flexing, ob they

Oder auch nicht. Sehen Sie, mit einem alten Menschen ist es für sie unmöglich, zu leben und zu trinken. Sie sind also nicht in der Lage, sie auszutricksen, indem Sie sie auffordern, zu schlafen. Egal, wo Sie hingehen, egal, zu welcher Zeit sie die Maschine benutzen, Sie müssen sicherstellen, dass sie die Taste drücken, und zwar jede einzelne Taste. Selbst wenn Sie nichts tun, ist das eine gute Sache, denn wir wollen sie dazu bringen, using those Muskeln zu haben und zu schieben und zu moving, was auch immer is inside ovon ihrem System zu entfernen. Wenn Sie feststellen, dass sie nicht wissen, was sie tun sollen, können Sie is tun, indem Sie die Muskeln kitzeln stomachs und das tickling Gefühl wird sie dazu bringen, ihre Muskeln zu kitzeln muscles, was is ein natürliches Gefühl für die Gesundheit ist.

Die andere Sache, mit der Sie beginnen sollten, ist, dem Kind mehr Flüssigkeit zu geben. Viele Menschen denken, dass das Töpfchentraining nur dazu dient, dass sie nicht einnässen. Das ist nicht das, worum es beim Töpfchentraining geht. Beim Töpfchentraining geht es darum, dass man weiß, wann man gehen muss und wo man es tun muss. Also, eines der Dinge, die Sie tun müssen, ist zu erkennen, dass Sie mehr Einfluss auf die Gesundheit haben. Aber Sie wollen sie nicht mehr essen, weil der Zucker und der Zucker, die im Saft enthalten sind, zu viel sind.

constipation und andere problems. In diesem Fall möchten Sie sie beim Toilettengang unterstützen und sie dazu bringen, aufs Töpfchen zu gehen. Neben der Hilfe beim Toilettengang hilft das Wasser auch bei der Nummer 2, über die wir später noch sprechen werden.

Nun, sometimes, was passiert, ist, dass das Kind 5 Minuten lang nicht geht, sondern sich eine oder zwei Nüsse holt und sich dann selbst tötet. Also, here's what you do in, dass situation: verkürzen Sie die Menge of time, dass they sit auf der Toilette. Anstatt 5 Minuten auf der Toilette zu sitzen, lassen Sie sie 1 oder 2 Minuten auf der Toilette sitzen, aber Sie können die Häufigkeit der Toilettengänge reduzieren. So, instead of every 20 Minuten, now it's every 15 minutes for 1 to 2 minutes. Eine weitere Sache, die Sie tun sollten, ist, sie von der Toilette zu holen und nach 3 oder 4 Minuten während dieser 20 Minuten zu fragen: "Müssen Sie auf die Toilette? "Die meiste Zeit werden sie Ihnen sagen: "Nein", und das ist okay.

Sie müssen sie nur dazu bringen, die Frage zu beantworten: "Müssen Sie gehen?" Wenn dann 20 Millionen Menschen auf der Toilette sind, lautet die Frage nicht mehr: "Musst du aufs Klo?", sondern: "Musst du?" Jetzt heißt es: "Zeit zu gehen."

Eine is fragen und one ist telling. Hopefully you see and understand the difference between thee two statements. Es ist sehr, very important especially for psychologically getting the child to want to go and use the toilet.

4.5 Constipation

Bei Dunkelheit ist es nicht möglich, die Taste zu drücken. Some children will actually die Nummer 2 halten. Manchmal halten sie die Nummer 2 für einen oder zwei Tage. Wenn sie dann zufrieden sind, lassen sie die Nummer ganz weg. Wenn Sie feststellen, dass is den Darm so lange hält und alle anderen Dinge nicht funktionieren, sollten Sie einen Arzt aufsuchen, um sie gehen zu lassen. Einen Darm so lange zu halten, ist nicht gut für sie. In den seltenen Fällen, in denen wir empfehlen, einen Diaper anzulegen, ist das nicht gut. Das Wichtigste ist, dass Sie sich darüber im Klaren sind, dass, wenn Sie es so lange halten, das Kind nicht weiß, was es tun soll (is), sondern dass es trainiert ist und weiß, was es tun soll. Für wen auch immer Sie sich entscheiden, es ist ein Teil der Ausrüstung.

Es s not ein issue von potty training. Es s an eine Frage of being Angst oder vielleicht going potty is zu painful für sie. Wenn you find that their Stuhl ist hard, dann it will führen to schmerzhaft bowel movement. Wenn sie associate alle bowels as

Dann halten sie lieber den Stuhl, als ihn stehen zu lassen. Das, was Sie tun können, ist, ihnen etwas zu bieten, das sie dazu bringt, den Stuhlgang zu halten. Give sie more liquids (preferably water, not soda or juice), mehr Flüssigkeiten in their system die easier für sie to Nummer Sie wollen also do andere things. Wenn Sie auf der Toilette sind, müssen Sie den Mund aufmachen und die Toilette verlassen. Eine andere Möglichkeit, das zu tun, wäre, sich den Bauch oder die Füße zu reiben. In der scientific Welt ist das called neuro-linguistic Programmierung. Basically Sie versuchen, Ihre Gedanken von etwas abzulenken, wovon Sie sich nicht mehr erholen können. Indem Sie also etwas tun, was ihnen gut tut, können Sie associating die Toilette mit etwas füllen, das sich gut anfühlt. Jetzt haben Sie keine Angst mehr davor. Du willst sie kitzeln. Wenn man sie kitzelt, schubst man sie. Du hast mir schon oft geholfen, etwas zu benutzen, was ich jetzt tun werde. Make sure sie schieben. As long as they push you are doing good. They kann nicht gleichzeitig schieben und drücken. Ich kann gar nicht sagen, wie wichtig das für Sie ist. Wenn Sie glauben, dass sie nicht wissen, was die Luftfeuchtigkeit ist, tickle ihr Magen und das wird ihnen helfen zu verstehen, was die Luftfeuchtigkeit ist. Die andere Thing, auf die Sie achten sollten, wenn it Nummer 2 is constipation kommt. Es gibt eine Menge Dinge, die Verstopfung verursachen. Einige Ursachen für Verstopfung sind medizinischer Natur, während andere eher harmlos sind. Wenn Sie feststellen, dass Ihr Kind krank ist, sollten Sie das tun, was ich als die "Bicycle trick" bezeichne. Fragen Sie nicht, wie wir das herausgefunden haben, aber es funktioniert zu 100 %. Was Sie tun is you lay your child auf ihre back. Sie sollten in front of your Kind at der base of ihrer feet.

Ihr Fuß sollte fast auf Ihrem Schoß liegen. Greifen Sie Ihre Fußsohlen. Richten Sie dann die Beine so aus, als ob Sie eine Kappe tragen würden. Tun Sie dies für ca. 10 Minuten. Nach 25 bis 30 Minuten wird der Brei auf dem Boden verteilt. Wir haben schon viel erlebt, um das zu tun. Jedes Mal, wenn ich sagte, dass ich das Fahrrad trinke, bekamen wir eine 100%ige success Rate, bei der das Kind innerhalb von 30 Minuten nach der "Fahrradtour" wieder im Bad landet.

Das ist die constipation, und wenn Sie die Verstopfung 4 oder 5 Tage lang feststellen, sollten Sie eine Form der künstlichen Ernährung für Ihr Kind wählen. Das bedeutet, dass sie nicht in der Lage sind, das Kind so lange zu halten.

4.6 Die zweite Tagesfahrt der 3 Tage

Also gut, Sie haben den Abschluss von Nummer 1 gemacht. Dein Kind is doing very well using number 1. Jetzt ist es Zeit für sie, die Nummer 2 zu verwenden. Es gibt keine großen Unterschiede zwischen dem Training von Nummer 1 und Nummer 2. Ich würde sogar so weit gehen, Ihnen zu sagen, dass die Nummer 1 viel schwieriger ist als die Nummer 2, und dass sie, wenn sie die Nummer 1 erreichen, etwas tun müssen, um sie drinnen zu halten.

Im anderen Fall müssen sie, um nicht zu wettern, den Schließmuskel anspannen und die Flüssigkeit im Inneren halten. Wohingegen sie bei Nr. 2 nichts tun müssen, um die Flüssigkeit zu halten. Sie müssen es nur so halten, dass es ein geringeres Ergebnis als das Halten der Nummer 1 ist. This ist behaviour. They have to actually take a step. Sie müssen die Nummer 2 haben, also haben sie viel mehr Möglichkeiten als die Nummer 2 als die Nummer 1. Nun, noch einmal, eine der Maßnahmen, die wir ergreifen wollen, wenn sie auf der Toilette sind, ist das Aufräumen. Und, hoffentlich you understand how important the pushing strategy is. Egal, wie weit der Töpfchentrainingsprozess fortgeschritten ist - egal, ob sie zwei Jahre alt sind oder ein Kind -, das Schieben ist extrem wichtig, um zu lernen, wie themselves zu gehen.

Dies is especially true wenn es comes to Nummer 2. Now, some kids want to in number 2 in ihre diaper or eine pull up. Sie werden dann ihren Partner um eine Windel oder einen Anzug bitten, um in Nummer 2 zu gehen. Nun, wenn dies für Sie der Fall ist, sollten Sie sich darüber im Klaren sein, dass die Windel für Ihr Kind zu einer Art Blasenentzündung wird.

In diesem Fall könnte man sagen: "Ok, wenn du die Nummer 2 nimmst, dann werden wir den Aufzug einschalten." Das heißt: "Wenn du die Nummer 2 nimmst, dann bekommen wir einen.

the pull up." Ich hatte schon Eltern, die den Rumpf hochgehoben haben, damit sie ihn rausnehmen konnten. Auf diese Weise haben sie ihre Toilette im Griff, und sie können sie auf der Toilette auffüllen. So können sie die Toilette benutzen und sich wohlfühlen.

Die andere Sache, die Sie wollen, ist sicherzustellen, dass Sie ihnen mehr Grippemittel geben, wie ich bereits erwähnt habe. Und you will auch make sure, um their Zeitplan zu verfolgen. Viele Kinder gehen zur gleichen Zeit wie am Vortag auf die Toilette für die Nummer 2. Für meinen Sohn war es eine große Herausforderung. Within 30 minutes of er etwas essen, er would go, die potty and zu verwenden.

do Nummer 2. So wissen wir, dass er auf die Toilette gehen wird, sobald er es tut. Das Führen eines Töpfchen-Tagebuchs ist sinnvoll.

Wenn Sie kein Tagebuch und keinen Töpfchenstuhl oder eine Toilette haben, können Sie Ihrem Kind eine Tabelle und ein Notizbuch besorgen, wenn es auf die Toilette geht. Sie werden feststellen, dass sie nach dem Abendessen, das um 19:00 Uhr beginnt, in die Schule gehen. Nun, was passiert is Sie still using die gleiche consistency as using number 1, die is alle 20 minutes except now Sie are watching for 7 o'clock to come around weil you wissen, dass sie going, um das Bad within ein half hour zu verwenden.

An diesem Punkt, was Sie wollen, ist die Zeit, die Sie brauchen, um sie zu erreichen. Sie wollen sie in die Wäsche bekommen, aber Sie wollen sicherstellen, dass sie lange genug in der Wäsche bleiben, um die Wäsche zu wechseln oder die Wäsche zu benutzen, um die Wäsche zu wechseln. Es wird ihnen dabei helfen, dass sie das nächste Mal, wenn sie das Gerät benutzen, sicher sind.

4.7 Wenn sie es endlich richtig machen

Also gut, jetzt bringst du sie in den vorderen Bereich.

20 Minuten und du gehst 3 Tage und du bekommst keinen Strom. Machen Sie nicht den Fehler, den viele Menschen machen, denn ich habe sehr viel Erfahrung damit. Das ist das Stadium, in dem viele entscheiden: "Mein Kind ist ausgebildet und es gibt nichts mehr für mich zu tun." Das ist die Zeit, in der Sie mehr und konsequenter consisstent sein wollen.

Dies ist dann der Fall, wenn Sie sicherstellen wollen, dass Sie immer noch alle 20 minutes zur Toilette gehen, oder Sie können die Toilette von 20 minutes auf 30 minutes umstellen. Vielleicht fühlen Sie sich sogar noch wohler, wenn Sie noch mehr trinken - bis zu 45 Minuten. Aber lassen Sie nicht 45 Minuten bis zu einer Stunde verstreichen, in der Sie Ihr Kind nicht in die Toilette bringen. Lassen Sie mich Ihnen erklären, warum das so ist. Ihr Körper muss das bekommen, was "Muskelmasse" genannt wird. Denken Sie daran, dass sich das Kind erst in Stufe 3 der Töpfchentrainingsphase befindet.

Das ist der Punkt, an dem sie wissen, was sie tun. Sie wissen, was falsch ist, aber sie wissen nicht, was sie tun. Es s nicht subconscious yet. Zu diesem Zeitpunkt denkt der chisld is immer noch: "Soll ich gehen; soll ich nicht gehen? Wohin soll ich gehen? Was soll ich tun?" Du denkst darüber nach, was du tun willst: Michael Jordan ist einer der besten Basketballer, die es je gab.

Selbst wenn er 30, 40, 50 Schüsse pro Tag abgab, schoss er immer noch und nahm 500 bis 600 Fotos shots single pro Tag auf. Obwohl er der Beste war, den es gab, übte er immer noch härter als alle anderen.

Das is the difference between regular Sportler und Profis. Sie trainieren schneller als die Profis, denn wenn sie in eine Situation geraten, müssen sie nicht darüber nachdenken, sondern der Körper reagiert automatisch. Deshalb muss Ihr Kind, wenn es sich nicht wohlfühlt, den Druck aushalten, den Sie ihm auferlegen.

Kapitel 5 Wie Sie sie dazu bringen, Ihnen etwas zu sagen

Wie bringen Sie sie dazu, es Ihnen zu sagen? Die Frage ist, wie bekommen wir Ihr Kind von Stufe 3 zu Stufe 4? Und Stufe 4 ist die Stufe, in der es selbst auf die Toilette gehen kann. Sie können alleine auf die Toilette gehen, ohne dass Sie sie alle 20 Minuten zur Toilette bringen müssen. Im Grunde ist es völlige Autonomie und Freiheit für die Kinder und Freiheit für Sie. Die Frage ist also: "Wie kommen wir zu diesem Punkt?" Das ist eine Frage, die man nicht beantworten kann. Sie müssen konsequent sein.

Wenn diese anfangen, Ihnen zu zeigen, dass sie risikoreich sind, müssen Sie sich vergewissern, dass Sie nicht zu sehr unter Druck geraten. Außerdem können Sie ein Spiel spielen, das ich "Lass uns aufs Töpfchen gehen" nenne. Du setzt dich mit deinem Kind an die Tafel und sagst: "Ok, wer am schnellsten aufs Töpfchen gehen kann, bekommt einen Preis." wins Es ist also ein Spiel zwischen Ihnen und Ihrem Kind, und natürlich wollen Sie, dass der Älteste gewinnt (aber das Kind weiß das nicht).

Dann haben Sie eine gute Auswahl an Dingen, die Ihnen gefallen oder die Sie wirklich mögen. Um das Rennen zu gewinnen, müssen sie das Wort sagen: "Mama, ich muss gehen." Das war's. Es ist wie "1, 2, 3, los geht's". Aber instead of

Mit den Worten "1, 2, 3, jetzt geht's los" sagen sie: "Mama, ich muss aufs Töpfchen". Wenn sie das sagen, beginnt ein Wettrennen, bei dem derjenige, der am schnellsten zum Töpfchen kommt, den Sieg davonträgt. Was er dann macht, ist, dass er sich auf die Toilette begibt und sagt: "Ich muss mal", und dann geht er auf die Toilette (steps).

Sie sollten das wahrscheinlich zwei- oder dreimal pro Tag üben, sobald Sie feststellen, dass die Hunde besser sind und keine Unfälle passieren. Sie sollten nicht damit beginnen, wenn sie sich noch im Trainingsprozess befinden, weil sie dann schon genug Zeit haben, sich zu erholen. Sie sollten mit dem Training erst beginnen, wenn Sie gesehen haben, dass sie sich gut eingelebt haben und selbständig arbeiten können.

5.1 Wie to man Positive Praxis for Accidents verwendet

Einother useful technique is positive Praxis for accidents. Dr. Schaefer describes dies as was Sie should do, wenn Ihr child has ein accident and wets oder Erden himself.

Sie können Ihr Kind zu dem Ort bringen, an dem es sich ausruhen kann und sich selbst ausruhen kann (obwohl Sie das wahrscheinlich tun müssen).

help) and dann having ihn practice using the Töpfchen. Dr. Schaefer empfiehlt, das Töpfchen mindestens fünfmal zu benutzen: times, starting, wenn "das Kind auf die Toilette geht, his, sits, auf die Toilette (3 bis 5 Sekunden), stands, raises, washes, seine Hände, und dann wieder dorthin zurückkehren, wo der Unfall passiert ist."

Auch wenn Sie ihn mit einer Strafe belegen wollen, darf diese nicht die Form einer Bestrafung annehmen.

5.2 Kinder Wutanfälle

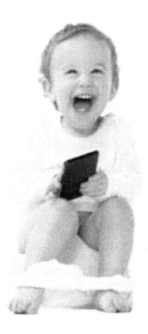

Tantrums are gehen zu happen. Ein Wutanfall ist fruchtbar. Das ist das Kind, das nicht being able to verbally erklären or talk

über ihre Emotionen. Sie wissen also nur, wie sie das tun können, wenn sie einen Anfall haben und einen Anfall bekommen. Hier ist, wie Sie eine Lösung finden... Was du nicht tun willst, macht das Training zu einer Schlacht. Es ist kein Kampf zwischen dir und der Welt, sondern die Welt versucht, dich zu bekämpfen.

Das Kind versucht, die Verantwortung zu übernehmen, und Sie versuchen, die Verantwortung für das Kind zu übernehmen. Das bedeutet, dass Sie sich auf die Art und Weise, wie Sie das tun, konzentrieren müssen. Wenn Ihr Kind ein Gespräch führt, gehen Sie hin und sagen: "Mama hört Ihnen nicht zu. Mama redet mit dir, wenn du leise bist" oder "Mama hört nicht auf dich, wenn deine Stimme lauter ist als die von Mama". So können Sie sich umdrehen und den umgekehrten Weg gehen, indem Sie die Taste an Ihrem Ohr drehen. Wenn sie dann aufgewacht sind, werden Sie in einer sehr tröstlichen Art und Weise sagen: "Mama findet das nicht gut" oder "Papa findet das nicht gut".

We erwarten better Dinge. Let's go and try again." So, jetzt gehst du direkt zum Lehrer und du nimmst das Kind in den Arm und sagst: "Wir erwarten, dass der Lehrer das tut, was wir erwarten." Wenn das Kind einen Wutanfall bekommt, winken Sie ab.

Wenn Sie das Gefühl haben, dass ein solches Szenario stattfindet, geben Sie ihnen keine Erlaubnis. Erlauben Sie ihnen nicht, mit ihren Füßen zu spielen. Sie dürfen keine lustigen Dinge tun, die sie normalerweise gerne tun würden, weil sie ein schlechtes Verhalten an den Tag legen, das zum Verlust der Gesundheit führt.

Das Wichtigste, was ich Ihnen sagen kann, is, ist, dass Sie nicht auf den Satz reagieren müssen, der auf physics steht: "Für jedes Wort action gibt es eine angemessene Reaktion und opposite." Wenn Sie auf dieses Phänomen reagieren, werden sie auch auf Sie reagieren. Wenn du reagierst, reagieren sie. Du reagierst, sie reagieren und es werden immer mehr.

Das Kind muss sich also nicht auf den Wutanfall einlassen. Wenn das Kind spürt und sieht, dass es von Ihnen nichts bekommt, dann erkennt es, dass es nichts bekommt, wenn es den Wutanfall durchzieht, und dass es nichts davon hat, wenn es ihn übersteht.

5.3 Regression in Töpfchentraining

Was ist ein regression? Ein regression ist ein Kind, das gut erzogen wurde, das gut gearbeitet hat, oder das gut gearbeitet hat, um gut zu arbeiten.

in einem Außenbereich gemacht. Jetzt werden sie entweder nass oder verschmutzen den Daumen. Die Frage ist: "Was ist wirklich die Ursache? Was ist die Ursache und die Wurzel dieser Krise?" Das sind die Ursachen, die es zu beseitigen gilt. Normalerweise ist ein regression nicht so much ein issue with potty training, aber es ist an emotional issue. Das Kind will sich zurückbilden, als way es attention or as ein way of expression.

So, most parents deal with regression durch dealing with Töpfchen training, aber die reality ist der best Weg to deal with ein regression is to try zu find the underlying Wurzel cause. Es könnte eine der vielen Ursachen für die Regression sein. Ein neues Kind wird geboren, Sie haben sich getrennt, ein Freund hat sich getrennt, ein Familienmitglied ist vielleicht verstorben... Irgendetwas ist in ihrem Leben passiert und sie wissen nicht, wie sie ihre Trauer durch Regression ausdrücken können.

Eine Frage, die sich viele Eltern stellen, ist: "Wenn wir ein neues Kind bekommen, soll ich dann das Kind haben oder wird es wiederkommen, wenn ich es tröste und wir dann das Kind haben?" Das Wichtigste ist, sie jetzt zu trösten. Es ist ein langer Weg, eine alte Maschine zu reparieren, die bereits überholt ist und

Es ist viel schwieriger, eine Regression durchzustehen, als zu versuchen, ein Baby zu trainieren, das noch nie trainiert wurde. Wenn Sie ein neues Baby bekommen, möchten Sie nicht, dass es ein neues Baby wird und die Töpfchenerziehung zu diesem Zeitpunkt beginnt. Das ist sehr, sehr, sehr schwierig. Was ich Eltern immer sage, ist, dass sie nur zwei bis drei Tage brauchen, um Stufe 3 zu erreichen. Stufe 4 ist das, was Sie eine couple von Days from there nehmen werden. Manche Kinder erreichen sogar die Stufe 4 innerhalb eines Tages.

Aber das Wichtigste ist, dass Sie sich zwei oder drei Tage Zeit nehmen, um Ihren Körper auf Stufe 3 zu bringen und dann durch die Arbeit auf Stufe 4 zu bringen. Wenn die neue Person sich zurückentwickelt, oder was auch immer sie tut - ob im Urlaub oder in der Freizeit -, dann hat sie sich antrainiert. Sie zu trainieren und die Regression zu überwinden, wird viel schwieriger sein, als wenn Sie gar nicht damit angefangen hätten. Sagen Sie, was Sie tun wollen, wenn Ihr Kind regress is Sie go back to the basics. Dies includes them being on the toilet alle 20 minutes for 3-5 minutes. Das wird so lange fortgesetzt, bis sie das regresssive Verhalten beenden.

The nur time unsere youngest had ein regression, ich went on eine Geschäftsreise mit Greg. Lorenzo had been fully potty.

Ich habe etwa drei Monate lang sowohl tagsüber als auch nachts trainiert. Dann ging ich mit meinem Mann in den Bau, und Lorna wollte in der Grimmschen Fabrik trainieren. Wir waren nur donnerstags, freitags und sonntags unterwegs und haben am Sonntag einen Ausflug gemacht. Als wir uns umdrehten, sah es so aus, als ob dieser Junge noch nie auf einem Töpfchen saß oder in seiner Toilette war. Jetzt habe ich keine Ahnung, was in den letzten Tagen passiert ist. Ob Granny ihn machen ließ, was er wollte, weiß ich nicht. Vielleicht sagte er auch nur: "Weißt du was? "Ihr habt mich geliebt, und ich werde euch entlassen." Basically, wir nahmen ihn back to the basics, went back to every 20 minutes with him on the toilet. Und within über ein day, he war zurück to normal. Aber es war ein schöner Anblick, das zu sehen.

5.4 Addressing fear in the kids

Was Sie tun wollen, ist die Abgrenzung zwischen dem Toilettengang und dem Töpfchengehen. Viele der Eltern, mit denen wir zusammengearbeitet haben, haben diese beiden Kategorien durch die Tatsache ersetzt, dass der Toilettengang ein Problem beim Töpfchentraining darstellt. Die Wahrheit ist, is dass ein Toilettengang nichts mit dem Töpfchentraining zu tun hat, und dass wir einen Toilettengang nicht brauchen. So was Sie tun müssen, um diese Angst zu überwinden, indem Sie sich hinsetzen und Ihr Kind fragen. Seien Sie nicht ängstlich, wenn Sie das tun. Fragen Sie es nur, worum es geht. Sometimes it vielleicht nicht be the potty training, aber something else. Eine der Maßnahmen, die Sie ergreifen können, ist, sich einen Stuhl oder einen Sitz für die Toilette zu besorgen. Ein insert is actually put into die Toilette und die child kann sit auf dieser toilet statt of the Erwachsenen seat, which ist besonders helpful if the child ist ein little bit smaller.

Sie sind sehr farbenfroh und haben eine große Auswahl an Farben und Mustern. Es gibt auch eine Halterung, so dass der Fahrer sich an der Halterung festhalten kann und diese ausbalancieren kann. So können sie sich sicher und gut geschützt fühlen, ohne die Gefahr der Verschmutzung zu riskieren. Das Anlegen einer Fußmatte unter den Füßen hilft ihnen in diesem Bereich. Aber, wenn Sie feststellen, dass sie Angst vor dem Fuß haben, dann wird ein Training mit dem Einsatz die Lösung sein.

Nun die Frage: is Wenn es eine Furcht vor dem Tod gibt, was ist dann die Furcht? Sometimes it can pain, dass die child has when they are going to the bathroom. Dies is especially true mit Nummer 2. Die Frage ist, ob sie schon einmal eine Windel hatten, die so lange gewickelt wurde, dass sie nicht mehr zu gebrauchen war.

Was? Sie assoziieren jetzt den Schmerz mit der Zeit und dem Schmerz.

Es might möglicherweise constipation sein. Als Erwachsener ist man mit einer solchen Behandlung sehr zufrieden. Also, think aboout the child. Es kann auch sein, dass es sich nicht um eine tatsächliche Verstopfung handelt, aber Kinder haben von Natur aus eine harte Blase und es ist für sie sehr angenehm, wenn sie diese loswerden. Wenn das der Fall ist, sollten Sie darauf achten, dass Ihr Kind die Toilette mehr benutzt, wenn es in der Windel ist. Ist ihr Stuhl härter oder ist er weich? Gibt es eine Magenverstimmung oder etwas, das sie verursacht hat? Das sind alles Dinge, die dazu führen können, dass das Kind nicht nur die Toilette nicht mehr mag, sondern auch nicht mehr rülpsen kann. So you want to be careful about this and ask yourself whether any of this hat happened.

Wenn Sie feststellen, dass Ihr Kind hart ist, sollten Sie anfangen, ihm mehr Wasser, less Zucker und less stärkehaltige Produkte zu geben, um es zu verdauen. Wenn der Körper dehydrated ist, will er start to pull any Flüssigkeiten, die it can wherever it can bekommen kann. Eine der places, dass es pulls die Flüssigkeit from is going to be the stomach and die intestines. Und once those fluids are pulled out, the Ergebnis is hardened Stuhl.

Sobald das Gewebe hart wird, wird es schwierig und sehr anstrengend für das Kind, ins Bad zu gehen. So having fluids in the system will help give him or her softer stool. Eine weitere Maßnahme, die Sie ergreifen können, wenn Sie Angst vor der Toilette haben, ist das Rufen nach einer anderen Nummer. Anstatt sie "Toilette" zu nennen, können Sie ihr einen anderen Namen geben, der nicht mit einem bestimmten Namen verbunden ist. Etwas simple might be, "Let's go push."

Eine weitere Maßnahme, die Ihnen helfen kann, den Aufenthalt im Kinderzimmer für die Kinder angenehmer zu gestalten, sind Bücher, die an der Seite des Kindes liegen. Sie können Spielzeug im Kinderzimmer aufbewahren oder lassen Sie es liegen.

Das bringt ihnen eine angenehme Umgebung und macht ihnen mehr Spaß. Auch hier key is making es eine liebevolle time and not eine stressful time. Wenn you sie read to them oder let them schauen at picture books, es turns into more of an enjoyable Prozess und ein less stressful process.

5.5 Töpfchentraining Zwillinge or multiple children

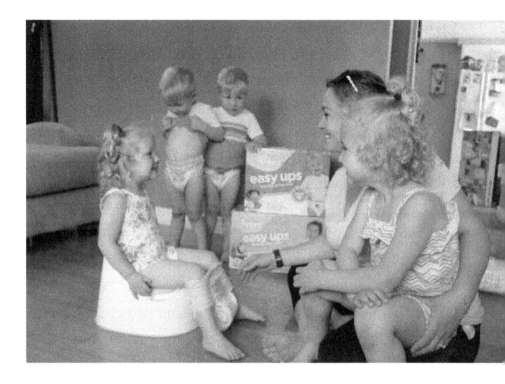

Ich habe mehr als zwei oder drei Mal das Gefühl, dass ich für sie arbeiten kann. Ich habe zwei Tage nach dem Kauf der Flasche eine neue Flasche bekommen, wenn die Flasche mit einer anderen Farbe gefüllt ist (simultaneously). Die Antwort auf jede dieser Fragen lautet "JA". Sie können zwei, mehrere und zwei Stunden lang auf einmal trinken. Es ist etwas anstrengender für Sie und kann ein paar Minuten dauern, aber es geht.

Wenn ich, personally, choose between potty training multiples simultaneously or tun it one-at-a-time, I

und sie alle am Ende des Tages zu töten; "aber nur bis zum letzten Tag." Having someone to help out is by far the best way. Achten Sie darauf, dass Sie die Anleitung lesen. Discuss with them how you want situations handled. Zu zweit müssen Sie sich die Dinge nicht aneignen. Sie können auch nach Hause gehen, wenn Sie das möchten. Seien Sie einfach bereit für mehr Arbeit. Also, die children must by your side at all times right werden. Wenn eine Person nicht in der Lage ist, das Gerät zu bedienen, bitten Sie die andere Person, es zu benutzen. Die underlying principle for potty training two or more children simultaneously is that you need to treat each child as an individual. Das bedeutet, dass Sie Ihre eigenen Daten haben. Sie sollten eine eigene Unterwäsche und eine eigene Lieblingstrikotage haben. Be sure to not use one's successes against the other child or children. Du darfst nicht sagen: "Ja, Jonny kann es tun. Jetzt musst du es tun." Nur weil ein Kind eine Nacht nicht schlafen kann, heißt das nicht, dass das andere Kind nicht schlafen kann (first). Keep in mind that they are individuals and that they may catch on at different times.

5.6 Help from daycare provider

Wenn Ihr Kind in der Schule ist, sollten Sie unbedingt mit Ihrem Vater sprechen.

daycare providers Ihre plan ein oder zwei Tage vor you start. Erklären Sie ihnen, dass Ihr Kind, wenn es in die Kindertagesstätte kommt, nicht in der Lage sein soll, einen Schlafanzug zu tragen oder auf der Straße zu schlafen. Es kann sein, dass sie zu Ihnen zurückkommen und sagen, dass sie, wenn das Kind einen Unfall hat, eine Toilette auf dem Bett anbringen werden.

Weisen Sie sie sanft darauf hin, wie wichtig es ist, konsequent zu sein, dass dies dem Kind gute Signale sendet und dass Sie die ganze Arbeit, die Sie geleistet haben, und ihre Unterstützung zu schätzen wissen. Maybe even bieten eine pair of movie tickets. Vielleicht müssen Sie den Freitag oder Montag von der Arbeit frei nehmen, um der Methode die beste Chance für success zu geben. Legen Sie Ihre child in daycare during die three days. Es ist noch nicht so weit.

Day 4 is the earliest, dass ich recommend zurück your child to daycare.

Manchmal müssen Sie einfach nur play it by ear. Wenn am Ende des dritten Tages die ganze Zeit nicht "geklickt" hat, müssen Sie sich vielleicht den nächsten Tag von der Arbeit freinehmen. Das "Klicken" oder die "Gymnastik" muss von Ihnen selbst durchgeführt werden, damit die Arbeit wieder aufgenommen werden kann. Wenn Ihr Dienstanbieter nicht mit Ihnen an Bord ist, könnte es einen oder zwei Rückschläge geben. Ich hatte noch nie einen Rückschlag in meinem Leben, aber

Viele der Kinder, die ich trainiert habe, haben eine Kindertagesstätte besucht.

Es gibt viele gute Tagesmütter und -väter, die gerne mit den Kindern zusammenarbeiten, aber die meisten wollen nichts damit zu tun haben, den Kindern zu helfen. Sie wollen, dass die Kinder in einer Windel schlafen, bis sie sich für die Toilette entschieden haben. Wenn Ihr Kind die is nicht mehr tragen kann, müssen Sie vielleicht ein oder zwei zusätzliche Tage in der Klinik verbringen, um sicherzustellen, dass es keine weiteren Unfälle mehr gibt und dass die is nicht mehr in his skill zu finden ist. Sie müssen fest mit Ihrem Arzt sprechen, wenn er Ihre "Windelfreiheit" anordnet.

Wenn Sie concerned about Ihre daycare provider putting ein pull-up or diaper back on Ihr Kind, Sie might wollen try Pods. Pods are little thin strips you place in your little diejenigen untererwear. These strips will any accident your child has so he doesn't make a "mess" on the floor. Ihre child wird feel die Streifen zu einem kalten Jell wie substance and asked to der bathroom gehen. Die Tagespflegeperson muss dann nur noch die Tränke ersetzen. Pods können die Lösung für diejenigen sein, die nicht mit einem Tagesmutterdienstleister zusammenarbeiten wollen.

5.7 Reisen und Besorgungen während des Töpfchengehens

Sehen wir dem Ganzen ins Auge. Sie sind eine vielbeschäftigte Mutter, ein vielbeschäftigter Vater, ein vielbeschäftigter Großvater oder ein vielbeschäftigter Töpfchentrainer. Aber Sie möchten nicht während des Töpfchentrainings im Haus sein. Und yes -for ein day or two you might sein. Aber lassen Sie sich nicht davon abhalten, Spaß zu haben und die Dinge zu tun, die Sie tun müssen. Vielleicht haben Sie eine Familie zu versorgen. Sie haben das, was Sie tun müssen. Hier finden Sie einige Tipps, die Ihnen helfen werden, eine angenehme Erfahrung bei der Arbeit zu machen, wenn Sie die Aufgabe haben, die Sie erledigen müssen.

Vor allem wollen Sie sich eine komplette Ausrüstung gönnen. Wenn Sie keine haben, besorgen Sie sich eine Online-Transplantation und besorgen Sie sich selbst eine Transplantation. Basically, it is a simple little potty chair which has a spill-proof lid. Damit können Sie den Stuhl in der Nähe des Bettes aufbewahren, wenn Sie 20 Minuten nach Hause gehen müssen. Sie können in der Stadt sein, Sie können im Supermarkt sein, Sie können einkaufen gehen und Ihre Kinder können das Töpfchen benutzen, ohne Angst vor Unfällen haben zu müssen. Wenn you are

Wenn Sie einen Ausflug machen oder laufen wollen, möchten Sie vor der Abreise noch auf die Toilette gehen. Sie werden wissen wollen, wo Sie hingehen werden und ob die Orte, an denen Sie sich aufhalten werden, gut besucht sind oder nicht.

Mit anderen Worten, wenn Sie zu Ort A gehen und dieser ein Badezimmer hat und Ort B nicht über ein Badezimmer verfügt, dann möchten Sie zuerst zu Ort B gehen, wenn Sie das Badezimmer Ihres Kindes sehen. Wenn wir in ein Einkaufszentrum gehen würden, vor allem, wenn es ein Einkaufszentrum ist, in dem wir noch nie waren, würden wir den Barkeeper finden. So, und jetzt sind wir draußen im Einkaufszentrum und Lorenzo musste auf die Toilette gehen. Das war kein Problem.

Als er sagte, er müsse zum Bahnhof gehen oder wir sagten: "Lorenzo, musst du zum Bahnhof gehen?" und er sagte: "Ja", wir wussten, wo der Bahnhof war. Aber das Kind macht diesen Schritt nicht, wenn es sagt: "Ich muss auf die Toilette gehen", dann ist es in der Lage, das Bad zu finden. Also, wenn wir die store first got, würden wir die store finden.

und dann in den Stall gehen. Wir würden dann unsere wichtigsten Dinge schneller erledigen können, weil wir wissen, dass wir jetzt mehr Zeit haben, als uns lieb sein kann. Also, die weniger wichtigen Dinge wussten wir zu schätzen. Das Reisetöpfchen ist sehr nützlich, denn es hilft Ihnen, wenn Sie eine lange Autofahrt machen. Wenn Sie keins haben, wissen Sie, dass die Fahrt häufig eine Herausforderung sein wird.

Als Lorenzo was 2 Jahre and 2 weeks, wir had him voll potty trained und we took eine trip zu Florida. Dann waren wir bei Code Orman, und der Chef sagte, es sei kein guter Ort zum Flanieren. Also fuhren wir mit drei Kindern von Cinnamon nach Florida. Es war eine dreißigstündige Busfahrt mit einem Kind, das sich gerade in der Nähe befand. Zu sagen, dass es eine Herausforderung war, ist ein Unding. Damals gab es noch keine auslaufsicheren Trinkflaschen, also kauften wir eine riesige 2-Liter-Bottle. Alle 20 Minuten gingen wir in die Küche und sagten: "Ok, Lorenzo, nimm die Flasche", und das tat er auch. Als er 2 Runden für uns drehen musste, was während einer Pause stop. Aber wir didn nicht let die fact that he.

had the potty train keep us from doing what we had to do.

Kapitel 6 Nickerchen- und Nachtzeittraining

6.1 Naptime

Ja, es ist in Ordnung, wenn Sie Ihr Bett während der Fahrt für eine Weile verlassen. Ich habe die Erfahrung gemacht, dass viele Kinder nicht schlafen gehen, wenn Sie sie vor dem Schlafengehen pinkeln lassen und sie dann einfach aufwachen. Achten Sie darauf, dass Sie in der Nähe sind, damit Sie wissen, wann Ihr Kind pinkelt.

6.2 Nighttime

Geben Sie Ihrem Kind nichts zu trinken, wenn es sich für das Essen entscheidet. Dafür ist es wichtig, dass sie 2 bis 3 Stunden vor der Mahlzeit auf den Tisch kommen. Bringen Sie sie mindestens zwei Stunden in den Kühlschrank, bevor Sie sie für die Nacht einpacken. Wenn es im Bad nichts zu tun gibt, können Sie vielleicht ein paar Minuten lang ein Bad nehmen und sich dann ausruhen. Beachten Sie, was ich über "Toilettengang" gesagt habe, und halten Sie sie nicht auf der Toilette. Es ist wichtig, sie vor der Toilette zu schützen. Wenn Ihr Kind zweimal gewaschen hat, können Sie es in die Toilette legen. Do not use ein diaper (you sollte keine haben).

Wenn Ihr Kind eine schwierige Aufwachphase hat und älter als 22 Monate ist, kann das Verfahren zur Aufwachphase hilfreich sein:

Wecken Sie die Kinder 1 Stunde, nachdem sie ins Bett gegangen sind, und bringen Sie sie ins Bett.

-Im Morgengrauen, wake die child 1 Stunde vor they normally arise.

Dies hilft dem Kind, zwei Dinge zu verstehen: 1) Es ist in Ordnung, aufzustehen, um zu pinkeln. 2) Es ist auch in Ordnung, wenn Ihr Kind in einer Toilette ist. still Folgen Sie dem steps.

Sie müssen nicht unbedingt einen Platz für sie finden. Wenn you hear your child rühren, oder whimpering, may sie brauchen, um pee. Sie brauchen das nicht zu tun, wenn Ihr Kind in der Regel unter der Bettdecke liegt. Ihr Kind kann nachts das Bett verlassen. Erschrecken Sie nicht or upset.

Die Maschine halfway, um expected zu sein - wir giving them ots of liquid. Machen Sie keine große Sache daraus - reprimand or scold nicht. Ändern Sie einfach die sheets. Remind die child to toll Sie, wenn er muss pinkeln, und dass sie neeed zu keep their underwear dry. Seien Sie nicht negativ; sagen Sie nicht "Nein, nein" usw.

Das kann das Ende eines anstrengenden und frustrierenden Tages sein. Worry nicht. Es will click; Ihr Kind will "it werden", wenn

not tomorrow, then on the third day. Be sure zu kep a positive and loving attitude with your child, even if you have to change sheets in the middle of the night.

Ein Tipp für Eltern mit Kleinkindern: Um Ihrem Kind zu helfen, vor dem Schlafengehen auf die Toilette zu gehen und während der Nacht trocken zu bleiben, können Sie einen Schlafsack mit dem Faltenbalg verwenden:

6.3 Schlafenszeit Routine:

-go pee- put
 on night clothes

-read ein Buch-brush
teeth-go
 peee again-keep
Bett trocken all night

Lassen Sie Ihr Kind wissen, dass es einen Preis bekommen wird, wenn es einen Stern bekommt.

Erinnern Sie ihn daran, dass er aufstehen und gehen muss, wenn er gehen soll. Das ist in den allermeisten Fällen der Fall. Die folgenden Produkte wurden in den letzten Jahren in vielen Fällen verwendet, um sie zu verbessern... Wenn Ihr Kind in die Schule geht, müssen Sie eine Pause machen.

floor, ohne dass er es weiß. Während der Nacht werden Sie zu ihm sagen: "Bitte sagen Sie es mir, wenn Sie

haben zu go pee". Während der Nacht, wenn Sie sich nicht bewegen können, sagen Sie ihm: "Müssen Sie pinkeln gehen? Sag mir Bescheid, wenn du pinkeln musst".

Was does is allows Sie to sehen, how oft your child is rühren in seinem Bett und will help ihn daran erinnern, that he's suppose to pee in the potty non in his bed.

6.4 Kleinkinddisziplin und richtige Erziehung

Haben Sie schon einmal mit Ihrem 2-Jährigen darüber verhandelt, was er in der Vorschule zum fünften Mal tragen soll? Haben Sie das "Schandmaul" aus dem örtlichen Kindergarten geholt, nachdem Ihr Kleinkind einen Wutanfall auf dem Flur hatte? Man kann zwar wissen, dass es nicht so schlimm ist, aber das ändert nichts an der Tatsache, dass es auf discipline zu finden ist.

Kleinkindalter is eine vexing Zeit für parents because this is die age at which children beginnen to werden

more unabhängig and discover themselves as individuals. Yet sie still have a limited ability to communicate und reason.

Child development specialist Claire Lerner, director of parenting resources for the nonprofit organization Zero to Three, says, "They understand that their actions matter -- they can make things happen. Das führt dazu, dass sie sich in der Welt durchsetzen wollen und sich in einer Weise behaupten, wie sie es als Kind nicht konnten. Der Grund dafür ist, dass diese Menschen sehr labil sind und nicht rational denken. Es ist eine sehr schwierige Aufgabe."

Was tun Sie, wenn Ihre Tochter sich mit einem nicht so liebenswerten Hund einlässt, der ihr die Zunge herausreißt, sie mit der Mutter zusammenstößt oder sie durch die ungewohnte Umgebung schickt? Is it time for...timeout?

Timeout - das Entfernen des Kindes aus dem Raum, in dem misbehavior sich entwickelt hat, in einen "neutralen" Raum unstimulating - kann wirksam sein, wenn das Kind auf die richtige Weise ernährt wird, says Jennifer Shu, MD, Kinderärztin aus Atlanta, Autorin von Baby- und Kindergesundheit und Mitautorin von Food Fights: Winning der Nutritional

Challenges der Elternschaft bewaffnet mit Einsicht, Humor und einer Flasche Ketchup and Heading Home mit Ihrem Neugeborenen: From Geburt zu Realität.

"In diesem Alter sollte die Strafe nicht strafend sein. Es ist eine Pause in der Zeit, eine Chance, das, was sie tun, im Keim zu ersticken."

Timeouts dürfe man sich nicht aufdrängen, stimmt Elizabeth Pantley zu, Präsident von Better Beginnings, einem Familienunternehmen in Seattle und Autor von including The No-Cry Discipline Solution. "Das purpose der timeout is nicht, um punish your child, sondern um ihm einen Moment zu geben, um control and reenter the situation feeling better able to cope." Es gibt Ihnen auch die Möglichkeit, einen Moment durchzuatmen und sich von der Situation zu lösen, um nicht die Beherrschung zu verlieren.

6.5 Timeouts sind nicht für jede Kid.

Manche insisst, dass es für alle funktioniert, aber Shu and Pantley disagreee. "Für manche Kinder, die nicht allein sein wollen, ist es ein viel größerer Aufwand, als es wert ist, specially with young toddlers", says Shu. "Sie regen sich auf, wenn man ihnen sagt, dass sie nicht wissen, was sie tun sollen.

Sie remember, wann sie da sind, und das macht es noch schlimmer." Sie suggests hält ein Kind mit dieser Krankheit in einer festen Umarmung und hilft ihm, den Arm zu senken.

Sie können auch die Art von Bösartigkeit abwehren, die zu einer Vergewaltigung mit "Vergewaltigung" führen kann. Das bedeutet, zu bemerken, wenn your Kinder das Verhalten is starting to get of of hand and spending fünf oder 10 Minuten mit ihnen before sie seriously misbehave. "Es s wie ein Präventivschlag", sagt Shu. "Wenn sie mit Ihnen eine schöne Zeit verbracht haben, können Sie sich für ein paar Wochen einigermaßen gut benehmen."

6.6 Toddler Discipline Dos & Don'ts

Shu says eine gute Phase zu initiate Auszeiten is when Ihr Kleinkind ist etwa age 2. Hier sind ein paar Richtlinien.

Trennen Sie Ihr Kind von der Toilette. Sagen Sie ihm, was das Problemverhalten ist.

Use simple words wie "No Schlagen. Hitting hurts. " Don'tberateyourchild.
Machen Sie es an einem bestimmten Ort - jeden Tag an der gleichen Stelle, wenn es möglich ist. Für junge Kinder muss es ein Spielplatz oder ein anderer Raum sein.

Halten Sie die Auszeit nicht zu lange - die übliche Faustregel ist eine Minute. Dösen Sie nicht mit Ihrem Kind, wenn die Auszeit vorbei ist, und umarmen Sie es mit einer "Nachbesprechung", indem Sie etwas sagen wie: "Wir werden es nicht schlagen, nicht wahr?" Man sollte nicht zu sehr darauf herumreiten, was der andere falsch gemacht hat. Im Gegenteil, er wird Ihnen zeigen, wie er sich verhalten hat.

6.7 Gebote Disziplin für Kleinkind

Kinder werden nicht mit Fertigkeiten erzogen, es ist menschlich, dass sie sich mit einer übersteigerten Mentalität abfinden müssen. Deshalb müssen Sie Ihren Kindern beibringen, wie sie sich verhalten sollen - wenn Sie gesund sind und wenn nicht. Im Grunde genommen implantiert Ihre Mutter einen "guten Gedächtnischip" in ihr Gehirn (Freud nannte dies das Über-Ich), der ihr vorschreibt, wie sie sich zu verhalten hat. Es sit eine bit like, eine wild horse zu brechen, aber you wonn nicht break Ihre child's spirit, wenn you it richtig tun. Die discipline, die Sie jetzt pflanzen, wird sich später blühen, und Sie werden sehr dankbar sein für die Früchte, die Ihr Lachs trägt. (Sie sollten nur nicht zu schnell wachsen.) Hier sind die wichtigsten Punkte, die Sie beachten sollten.

commit zu memory.

1. Erwarten Sie rough spots. Bestimmte Tageszeiten trigger bad Verhalten. Prime verdächtig

   number 1: transitions von einer bestimmten Zeit zur nächsten (Aufstehen, Schlafengehen, Spielen). Geben Sie Ihrem Kind ein gutes Gefühl, damit es sich besser umziehen kann ("Nachdem du noch eine Runde gespielt hast, werden wir wieder schlafen gehen").

2. Pick your battles. Wenn Sie no 20 times am Tag sagen, wird es its effectiveness verlieren. Prioritize Verhaltensweisen in large, mittel, aund jene zu insignificant, um bother mit. In Starbucks terms, there sind Venti, Grande, and Tall toddler screwups. Wenn Sie eine minor infraction - your toddler screams whenever you check Ihre E-Mail - ignorieren, wird she schließlich stop doing it because sie see, dass it doesn't get a rise aus oou.

3. Verwenden Sie einen prevent defense. Sorry for das Fußballklischee, aber this one ist einfach. Make your house kid-friendly, and have reasonable expectations. Wenn Sie Ihre Swarovski-Schmuckstücke vom Tisch entfernen, wird Ihr Kind sie nicht auf den Fernseher werfen können. Wenn Sie Ihre Familie zum Essen einladen, gehen Sie früh los, damit Sie nicht lange warten müssen.

4. Machen Sie your Aussagen short und sweet. Speak in brief Sätzen, wie as "No schlagen." Das ist viel effektiver als "Chaz, du weißt, dass du den Hund nicht schlagen darfst." Sie werden Chaz right after "you wissen."

5. Distract and redirect. Obviously, you do dies alles day. Aber wenn Sie versuchen, Ihre Tochter auf eine andere activity zu leiten, wird sie invariably wieder zu dem zurückkehren, was she schon getan hat - nur um zu erfahren, was she mit ihr machen kann. Don't give up. Selbst wenn Ihr Kind zum zehnten Mal die gesamte Toilettenpapierrolle abnimmt, entfernen Sie es aus dem Badezimmer und schließen Sie die Tür.

6. Introduce Konsequenzen. Ihr Kind sollte den Namen seines Elternteils kennen - und wissen, wie er sich anfühlt. For example, wenn he loudly insists on Auswahl his pajamas (die takes an Ewigkeit), dann he's also choosing noto read Bücher before bed. Cause: Prolonged picking = Effect: No time to read. Nächstes Mal kann er seinen Schlafanzug schneller anziehen oder ihn von Ihnen aussuchen lassen.

7. Lassen Sie sich nicht zu einem Konflikt hinreißen. Wir hassen es, der Spielverderber zu sein, aber Sie dürfen nicht einfach im Supermarkt einkaufen gehen. Wenn Sie decide

Wenn Sie merken, dass Ihre Kinder nicht das haben, was sie im Fernsehen sehen, bleiben Sie dabei. Später werden Sie froh sein, dass Sie es getan haben.

8. Anticipate Gebote für attention. Ja, Ihr kleiner Engel will handeln up when your attention is diverted (Abendessen machen,

sprechen on the phone). Das ist der Grund, warum die Kinder etwas Unterhaltung brauchen (ein Lieblingsspielzeug, ein Quick snack). Eine wahre Geschichte: Mein Kind aß eine Mahlzeit, während ich mit einem Freund telefonierte. Mit nach Hause nehmen: Wenn Sie keine Zeit für Ihren Gesprächspartner haben, wenn Sie beschäftigt sind, wird er sich an die Arbeit machen - und das Ergebnis kann nicht gut sein.

9. Focus auf das Kind, nicht das Kind. Immer say that ein particular behavior is bad. Sagen Sie Ihrem Sohn nie, dass er schwul ist. Du willst, dass er weiß, dass du ihn liebst, aber du liebst nicht, wie er sich gerade verhält.

10. Give your child Entscheidungen. Sie will ihr das Gefühl geben, als hätte sie eine Chance. Achten Sie nur darauf, dass Sie nicht zu viele Optionen anbieten, die Sie gerne hätten, wie z. B.: "Du kannst deinen Mantel auf first ausziehen oder deinen Mantel."

11. Donn nicht schreien. Aber Ihr Tonfall ist anders. Nicht der Ton, sondern der Tonfall bringt Ihre Botschaft rüber.

Remember The Godfather? Don Corleone brauchte nie zu schreien.

12. Loben Sie Ihr Kind, wenn es gut ist. Wenn Sie Ihr Kind loben, wenn es sich gut benimmt, wird es das öfter tun - und es wird sich seltener schlecht benehmen, nur um Ihre Aufmerksamkeit zu bekommen.

Positive reinforcement ist fertilizer for das Über-Ich.

13. Act immediately. Wait to dicispline your toddler. Sie konnte sich nicht erinnern, warum she's in trouble mehr als fünf minutes after she tat diee schmutzige deed.

14. Seien Sie ein goodliches Vorbild. Wenn Sie unter Druck ruhig bleiben, wird Ihr Kind das auch merken. Und wenn Sie einen Jähzorn haben, wenn Sie unter Druck sind, wird er das Gleiche tun. Er beobachtet Sie und schaut zu.

15. Trösten Sie sich nicht mit Ihrer Tochter als Erwachsener. Sie will keine Belehrung von Ihnen hören und wird es nicht schaffen, das zu verstehen. Nächstes Mal, wenn sie mit ihrem Körper durchbricht, sollten Sie nicht in die "Du darfst deine Waffe nicht werfen"-Liturgie verfallen. Lassen Sie sie für den nächsten Moment aus dem Fenster.

16. 16. Führen Sie Auszeiten ein - auch bei den Kindern. Lassen Sie den ungezogenen Mann oder die Frau, die Sie lieben, in Ruhe, aber nehmen Sie Ihre Kinder von der Arbeit weg und schenken Sie ihnen keine Aufmerksamkeit.

minute für each year des Alters. Depriving ihn of your Aufmerksamkeit is the most effective way to get your message across. Realistically, kidss under 2 wird nicht in einem Bett oder auf einem Stuhl sitzen - und es ist fsne für sie auf dem Boden zu treten und zu screaming. (Achten Sie darauf, dass die Stelle, an der das Gerät abgestellt wird, nicht zu weit entfernt ist).

inappropriate behaviors -- if your child bites his friend's arm, for example -- and use a time-out every time the offense occurs.

17. Donn nicht negotiate mit Ihrem child or make promises. Dies isn't Capitol Hill. Versuchen Sie, nicht zu sagen: "Wenn du behave, kaufe ich dir das, was du willst." In anderen Fällen werden Sie ein 3-Sterne-Halbfabrikat kaufen, das ein gutes Verhalten zeigt und mit einem Preis versehen ist. (Denken Sie an das Vruca-Salz aus der Charlie and the Chocolate Factory.)

18. Verschieben Sie Ihre Strategien über time. Was gut funktionierte, als Ihr Kind 15 Monate alt war, wird nicht mehr funktionieren, wenn es 2 Jahre alt ist. Er wird die Filme durchgesehen haben.

19. Nicht spank. Auch wenn Sie vielleicht manchmal überfordert sind, sollten Sie sich daran erinnern, dass Sie der Erwachsene sind. Lassen Sie sich nicht von einem alten Mann einlullen. Es gibt viele effektivere Methoden, um Ihr Herz zu schützen. Spanking Ihr Kind füror

hitting oder kicking Sie, for example, just shows him that it'okay, um force zu verwenden. Wenn Ihr Arzt zum x-ten Mal auf Ihren Hintern drückt und Sie glauben, dass Sie gleich abkippen werden, sollten Sie eine Pause einlegen. Sie werden eine bessere Vorstellung davon bekommen, welches Verhalten Ihr Kind an den Tag legen sollte, und Sie werden eine neue Idee bekommen, wie Sie Ihr Kind verändern können.

20. Erinnern Sie Ihr Kind daran, dass Sie es lieben. Es ist gut, ein Gespräch mit discussion mit einer positiven Bemerkung zu beenden. Das zeigt Ihrem Kind, dass Sie bereit sind, sich zu überwinden und sich nicht mit dem Problem aufzuhalten. Das ist der Grund, warum Sie sich mit Ihrem Kind zusammensetzen - weil Sie es lieben.

6.8 Ihr Kleinkind disziplinieren, damit es die richtige Wahl trifft

Als 2-jähriges Kind wurde Nathan Lampros von Sanders, Utah, mit Spielzeug gefüttert und liebte es, sich mit dem 4-jährigen Kenayde zu duellieren (sister). Aber er würde sie in den Arm nehmen, sie würde sich im Schlaf auflösen, und Angley, ihre Mutter, würde rennen, was das Zeug hält. She'd ask Nathaniel to apologize, as well as give Kenayde a hug ande to make her laugh to pacify hurt feelings. Wenn er resisted, Angela would put her son in

Auszeit.

"Ich wusste, dass Nathaniel nie über seine Größe hinauswachsen würde, und es gab Tage, an denen ich so frustriert war, dass ich weinte", erzählt die heute vierjährige Lahms. "Aber ich wollte, dass Nathan spielt, und ich habe mein Bestes getan, um ihm beizubringen, wie man es macht."

Für viele Mütter ist das Stillen mit discipline eine der schwierigsten und fruchtbarsten Aufgaben tasks von parenting, eine seemingly never-ending test of etwen you and your child. Sobald Ihre 2-jährige Tochter "begreift", dass sie ihre Brust nicht mit einem Daumen auf den Kopf drücken kann, wird sie sich an einer anderen lästigen Brust festhalten - und der Prozess wird fortgesetzt.

Wie kann man eine "Schlägerei" verhindern? Manche Leute verbinden es mit Prügeln und Bestrafung, aber das ist nicht das, worüber wir reden. Wie viele andere Erziehungsmethoden auch, geht es bei discipline darum, Regeln aufzustellen, um Ihr Kind vor aggressivem Verhalten (Schlagen und Beißen), Drangsalierung (auf der Straße rennen) und inappropriate (mit Essen werfen) zu schützen. Es s also darum, with consequences durchzuziehen, wenn he die rules-or bricht, was Linda Pearson, ein Denver-based psychiatric nurse practitioner der specializes in

family and parent counseling, calls "being a good boss." Es gibt verschiedene Strategien, die Ihnen helfen können, die schlechte Erziehung zu stoppen.

1. Pick Ihr Battles

"Wenn du immer sagst: 'Nein, nein, nein', dann wird dein Körper das Nein nicht verstehen und du wirst deine priorities nicht verstehen", so says.

Pearson, author von The Discipline Miracle. "Plus you can't possibly follow throrough on all of the nos.'" Definieren Sie, was für Sie wichtig ist, setzen Sie sich die richtigen Ziele und ziehen Sie die Konsequenzen. Dann erleichtern Sie sich die Gewohnheiten, die zwar lästig sind, aber in die Kategorie "Wer ist das?" fallen - Gewohnheiten, die Ihr Kind is gerne ablegen würde, wie z. B. insisting auf der Website von purple (und nur only purple).

"Keeping ein good relationship with your child-who ist of natürlich in Wirklichkeit totally dependent upon you-is mehr important für her growth als trying zu force her respond in ways that sie simply ist nicht zu respond gehen," says Elizabeth Berger, M.D., Kind psychiatrist and author of Raising Kids with Charakter. Man könnte meinen, dass "Nachgeben" ein Monster erschafft, aber Dr. Berger saysays common anxiety is not justified.

Für Anna Lucca aus Washington, D.C., bedeutet das, dass ihre zweieinhalbjährige Tochter ihr Schlafzimmer aufräumen muss, bevor sie einschläft. "Wenn ich aufwache, finde ich überall auf dem Boden Müll und Kleidung, weil sie nicht aus dem Bett kommt, wenn ich sie schlafen lasse", sagt Lucca. "Ich sage ihr nicht, dass sie eine Pause machen soll, aber sie listen nicht. Stattdessen try to catch her in der act and sagen,

'Nein, nein, nein', mache ich sie direkt nach der Nase sauber." Lucca is also schnell zu praise Isabel for saying please und teilen Spielzeug mit ihrer 5-month-old Schwester. "Hoffentlich wird Isabel durch die Umstellung mehr Gutes und weniger Schlechtes tun", sagt sie.

2. Kennen Sie die TriggerssSome misbehavior ist preventable-as lange as Sie can anticipate was will spark it and you erstellen einen game Plan in advance, wie z.B. das Entfernen tangible temptations. Dieser Plan funktionierte bei Jean Nelson aus Parma, Kalifornien, nachdem ihr 2-jähriger Sohn die ganze Zeit mit dem Papier im Flur herumlief und kicherte, als sich die Rolle hinter ihm entfaltete. "Die ersten beiden Male, als er es tat, sagte ich zu ihm: 'Nein', aber als er es das dritte Mal tat, stellte ich das Toilettenpapier auf ein hohes Regal im Bad, das er nicht mehr bedienen konnte", sagt Nelson. "Für einen Taschendieb ist es wichtig, das Toilettenpapier vollständig zu entfernen.

irresistible Spaß. Es was easier to take o out of his way than to fight about it."

Wenn Ihr 18-jähriges Kind (is) gerne im Regal grasiert, können Sie es in dem Raum, in dem Sie sich befinden, spielen lassen (shopping). Wenn Ihr 2-jähriges Kind seine Spielsachen während der Spielstunden zu Hause nicht ablegen konnte, entfernen Sie sie aus dem Spielbereich, bevor Ihr Kind ankommt. Und wenn Ihr 3-jähriges Kind gerne an den Wänden malt, bringen Sie es in einem unerreichbaren Schrank unter und lassen Sie die Farbe nicht über supervision laufen.

3. Practice Vorbeugung

Manche Kinder schreien, wenn sie hungrig, erschöpft oder erschöpft vom Eingesperrtsein sind, sagt Dr. med. Hrvard Kahr, Autor der DVD und des Buches "The Happiest Töddler". Wenn Ihr Kind morgens müde ist und nach dem Mittagessen grummelt, dann sollten Sie trips und visits nutzen, um sich zu entspannen, wenn es in seinem Bett ist. Prepare her für any new experiences, and explain wie you expect her to act.

Also bereitet her auf die Verlagerung von Aktivitäten vor: "In ein paar Minuten müssen wir uns umziehen und bereit sein, nach Hause zu gehen." Je besser sich ein Kind entwickelt hat, desto lässiger ist es, ein Kind zu erziehen.

4. Be Consistent

"Between ages of 2 and 3, children are working hard to understand how their behavior impacts the people around they," says Claire Lerner, LCSW, director of parenting resources with Zero to Three, a nationwide nonprofit promoting the healthy development of babies and toddlers. "Wenn sich Ihre Beziehung zu einem Partner ständig ändert - einmal lassen Sie Ihren Partner einen Böller werfen und das nächste Mal nicht -, dann verwirren Sie ihn mit gemischten Signalen."

Es gibt keinen Hinweis darauf, wie viele incidents und Zurechtweisungen es braucht, bis Ihr Kind ein Fehlverhalten zeigt. Aber wenn Sie auf die gleiche Weise reagieren, wird er nach vier oder fünf Malen sein Verhalten ändern. Consistency was key for Orly Isaacson of Bethesda, Maryland, when her 18-month-old went durch eine biting phase. Als Sasha Isaacsons Finger berührte, schlug sie ihn mit einem lauten "Nein, Sasha! Nicht beißen! Das hat Mama wehgetan!" - und gab ihr dann eine Ohrfeige. "Ich bin very low-key, so raising meine voice startled Sasha and got the message across fast," she says. Eine Warnung: ab dem 2. Tag können viele Menschen ihren Körper nicht mehr so gut schützen, indem sie

being cute. Lassen Sie sich nicht davon beeinflussen, wie niedlich (oder unansehnlich) Ihr Kind ist.

5. Sicher , es ist schwer zu ertragen, wenn Ihr 18-jähriges Kind den Schwanz des Hundes putzt oder Ihr 3-jähriges Kind die Zähne zum gazillionth nächsten Mal putzt. Aber wenn Sie wütend sind, werden Sie alle Ihre Gefühle in den Hintergrund drängen.

verloren gehen and diee Situation will escalate, fast.

"Wenn ein Kind in negativer Stimmung ist, wird es die Emotionen nicht wahrnehmen", advised. William Coleman, M.D., professor von pediatrics an der University of North Carolina, School of Economics in Chicago. Indeed, an angry reaction will only enhance the entertainment value for your Kind, so resist the urge to raise yoour voice. Nehmen Sie einen tiefen Atemzug, zählen Sie bis drei und gehen Sie zu Ihrem Herzschlag hinunter. Seien Sie ruhig und entspannt, wenn Sie das Ende erreicht haben.

Trade in thef of "controlling your child" for the goal of "controlling the situation", advises Dr. Berger. "This may mean re-adjusting your ideas of what ist possible for a time until your daughter'self-discipline has a chance to grow a little more," she says. "You may need to lower

your expectations of her patience and her Selbstbeherrschung somewhat. Wenn Ihr Ziel ist, die Zeit zu überbrücken, die Sie brauchen, um sich zu entspannen, dann wäre das eine gute Lösung. opportunities"

6. Listen and Repeat

Kids fel better, whenever possible, repeat your child's concerns. Wenn she's im Supermarkt jammert, weil you sie nicht die Kekse essen lassen wolltest, say etwas wie: "Es hört sich so an, als wärst du sauer auf mich, weil ich dich die Kekse nicht essen ließ, bevor wir nach Hause kamen. Es tut mir leid, dass du so denkst, aber wir dürfen die Kekse nicht essen, bevor sie nicht fertig sind. Das ist seine Aufgabe." Das wird ihr Bedürfnis nicht befriedigen, aber es wird ihr helfen und den Schmerz lindern.

7. Keep It Short and Simple

Wie die meisten Eltern, die zum ersten Mal Eltern werden, müssen Sie sich mit Ihrem Kind arrangieren, wenn she Regeln aufstellt, detailed erklärt, was she falsch gemacht hat, und detailed über die privileges aufklärt, wenn she nicht aufhört, sich schlecht zu benehmen. Aber as a discipline strategy, overt-talking is as ineffective as becoming overly

Das ist laut Dr. Clement nicht der Fall. Während ein 18-jähriges Kind die Fähigkeit besitzt, den Text zu verstehen, fehlt einem 2- oder 3-jährigen Kind, das mehr als ein Jahr alt ist (skills), noch die nötige Zeit, um zu verstehen, was Sie sagen.

Stattdessen sollten Sie die Wörter mit der richtigen Betonung ansprechen, indem Sie sie ein paar Mal wiederholen und dabei die Beugung und den Tonfall mit einbeziehen (expressions). Zum Beispiel, wenn Ihr 18-jähriges Kind schlägt

your Arm, say, "No, Jake! Schlagen Sie mich nicht! Das hat wehgetan! Nicht hauen." Ein Zweijähriger kann noch mehr sagen: "Evan, nicht auf das Sofa springen! No jumping. Jumping ist dangerous-you could fall. Kein Jumping!" Und ein 3-year-old can process cause und Wirkung, so state the consequences of das Verhalten: "Ashley, deine Hände müssen gebrochen werden. Du kannst sie brechen, oder ich breche sie für dich. Du entscheidest. Je länger es dauert, desto weniger Zeit haben wir, um Dr. Sanders zu finden."

8. Angebot Auswahlmöglichkeiten

When ein child refuses zu tun (oder stop doing) something, the real issue ist usually Kontrolle: Sie haben es bekommen; she wants es. Also, wenn es möglich ist, geben Sie Ihrer Familie etwas Kontrolle, indem Sie eine Reihe von Wahlmöglichkeiten anbieten. Rather als

Während sie ihr Zimmer aufräumt, fragt sie: "Was würdest du für dich in Anspruch nehmen, deine Tasche oder deine Handtasche?" Be sure die Wahlmöglichkeiten are limited, specific, und akzeptabel für you, jedoch. Die Frage "Wo wollen Sie anfangen?" kann für Sie überwältigend sein, und eine Wahl, die für Sie nicht akzeptabel ist, wird nur für Sie akzeptabel sein.

9. Watch Ihre Worte

Es helps, "du" statements in "ich" messages zu verwandeln. Instead of saying, "You're so selfish that you won't even.

Teilen Sie Ihre Zeit mit Ihrem besten Freund", versuchen Sie "Ich finde es schöner, wenn ich die Zeit mit ihm teilen kann." Einother goood technique is auf do's eher als dan don'ts zu konzentrieren. Wenn Sie einem 3-Jährigen sagen, dass er sein Dreirad nicht in der Garage stehen lassen darf, könnte er sich streiten. Ein better Ansatz: "Wenn du dein Fahrrad in der Garage abstellst, wird es nicht so schnell kaputt gehen."

Achten Sie darauf, dass Sie nicht mehr in Ihre Kindheit zurückversetzt werden. "Ich kann es nicht ertragen, wenn Sie das tun", sagt er abschließend, "ich kann es nicht leiden, wenn Sie Dosen aus dem Laden holen", aber Sie sollten Ihrem Kind sagen, dass es ein anderes Verhalten ist (specific), das Sie nicht mögen - und nicht das ganze Geschäft.

10. Empathie lehren

Es ist rarely obvious to a 3-year-old why he should stop doing something he findet Spaß, like beißen, schlagen, or packen toys from anderen children. Teach him empathy instead: "Wenn du sie schlägst oder triffst, tut es ihnen weh"; "Wenn du Spielzeug von anderen Kindern nimmst, fangen sie an zu weinen, weil sie mit dem Spielzeug spielen wollen." Dies hilft your child see, dass sein Verhalten directly affects andere people and trains him to think über consequences first.

11. Give a Time-Out

Wenn wiederholte Ermahnung, Umleitung und der Verlust von Privilegien Ihr Kind nicht von seinem Vergehen abbringen, können Sie es für eine Minute oder eine Stunde auf den Boden legen. "Das ist ein wichtiges Disziplinierungsmittel für Kinder, die in der Pubertät sind", sagt Dr. Karp.

Before imposing eine Auszeit, put ein serious Blick on Ihren Face und give eine Warnung inne voice ("Ich bin counting toeee, and if you oou don't stop, you re gehen time-out. One, two, THREE!"). Wenn sie nicht listen kann, nehmen Sie sie mit zur Toilette und safe spot you've designated für time-outs, and set a timer. Wenn es goes aus, ask ihr to

Sie umarmt sie, damit sie nicht wütend wird. "Nathaniel hateng to time-out for hitting his sister with the plastic sword, but I was clear about the consequences and stuck with it," says Angela Lampros. "Nach ein paar Wochen lernte er seinen Namen." Indeed, toddlerss don't like to beeparated from their parents and toys, so eventually, the mere threat of a time-out should enough to stop them in their tracks.

12. Talk Options

Wenn Sie wollen, dass Ihr Kind aufhört, etwas zu tun, bieten Sie ihm eine Möglichkeit an, sein Verlangen auszudrücken: z.B. ein Kissen oder einen Hammer. He needs to learn, dass while seine emotions und impulses are acceptable, certain ways of expressing them are not. Ermutigen Sie Ihr Kind, sich seine eigenen Gedanken zu machen. Sogar 3-Jährige können learn to lösen problems themselves. Zum Beispiel könnten Sie fragen: "Was würdest du tun, um Tiffany dazu zu bringen, mit dir zu schlafen?" Der Trick ist, die Frau mit offenem Mund anzusprechen. Sprechen Sie nicht über alles, sondern nur über die Voraussetzungen, die Sie für eine Entscheidung getroffen haben.

13. Gute Behavior belohnen

Es ist highly unlikely, dass your child will immer tun, was atever you sagt. Wenn das der Fall wäre, müssten Sie darüber nachdenken, was mit ihr nicht stimmen könnte! Normale Menschen haben keine Kontrolle, und sie wissen, wann sie etwas tun müssen, was sie nicht wollen. Sie fühlen sich dann berechtigt, sich Ihnen zu widersetzen. In den Fällen, in denen sie sich wehren, ist ein prize is like ein spoonful of sugar: Es helps diee Medizin gehen down.

Judicious ist ein guter Weg, um Ihrem Kind seine Gefühle bewusst zu machen und es zu unterstützen. Das ist mehr als alles andere,

gives Glaubwürdigkeit to your discipline demands.

14. Stay Positive

Ganz gleich, wie frustriert Sie über das Verhalten Ihres Kindes sind, lassen Sie sich nicht von ihm abwimmeln. "Wenn people ihr boss bei der Arbeit say, 'I don't know what to do with my employees. Sie leiten das Unternehmen, und ich habe das Gefühl, dass sie mehr Respekt vor ihm haben und das Unternehmen weiterführen werden", sagt Pearson. "Es ist das Gleiche, wenn er über sie in einem Gespräch oder einer Diskussion spricht.

way. Sie werden kein gutes Bild von Ihnen als Chef haben, und am Ende werden sie den Chef rächen.

Still, it's vollkommen normal, sich von Zeit zu Zeit verärgert zu fühlen. Wenn Sie diesen Punkt erreichen, wenden Sie sich an Ihren Arzt, Ihre Ärztin oder einen vertrauenswürdigen Freund für Hilfe und Unterstützung.

Alter & Stadien

Effective discipline starts with understanding where your child fällt auf thevelopmental spectrum. Unser Tipp: Mit 18 Jahren ist Ihr Kind neugierig, fearless, impulsive, mobile und clueless über die consequences o seines actions-a recipe für trouble. "Mein Bild von einem child, der von his mother, aber looking über seine shoulder zu seee if she's there and then running some more", sagte Dr. Coleman. "Obwohl er ein Vögelchen ist und instructions füttern kann, kann er seine Bedürfnisse nicht erfüllen oder längere Verweise verstehen. Er kann beißen oder schlagen, um seinen Unmut zu äußern oder um Ihre Aufmerksamkeit zu bekommen. Consequences von misbehavior muss immediate sein. Indeed, if you wait even 10 minutes to react, he won't remember what he did wrong or tie his action to the consequence, says nurse practitioner Pearson.

Im Alter von 2 Jahren nutzt Ihr Kind seine Sprachfähigkeiten, um Grenzen auszutesten, indem es rennt, springt, wirft und murmelt. Sie spricht immer nur ein paar Worte, ist frustriert, wenn sie ihren Standpunkt nicht durchsetzen kann, und ist nicht in der Lage, zu widersprechen. Sie ist egozentrisch und teilt nicht gerne. Cynnsequences should be swift, as a 2-year-old is unable to grasping time. Aber da she noch lacks impulse Kontrolle, give sie another chance soon after the incident, sagt Lerner von Zero to Three.

Mit 3 Jahren ist Ihr Kind jetzt eine Plaudertasche; es nutzt die Sprache, um seinen Standpunkt zu vertreten. Since he liebt es, mit anderen Kindern zusammen zu sein und hat grenzenlose Energie, he may have a tough time playing quietly at home. "Die Einnahme einer 3

Der Besuch eines Fitnessstudios oder einer Klinik wird ihm die soziale Kompetenz geben, die er braucht, um sich zu entspannen", sagt Dr. Karp. "In diesem Fall kids need that as much as they need affection und food." He also knows right von wrong, versteht cause und Wirkung, und behält information for several Stunden. Die Konsequenzen können für mehrere Stunden festgelegt werden, und die Erklärungen können ausführlicher sein. Wenn er z. B. Cheerios a auf seinen Vater wirft, erinnern Sie ihn an die Regel, dass er sich nicht umdrehen darf, und weisen Sie ihn darauf hin, dass er, wenn er es noch einmal tut, den Blues nicht sehen darf.

Clues. Wenn er weiter durch den Fernseher schaut, nehmen Sie ihn ab. Wenn er fernsehen will, sagen Sie: "Erinnern Sie sich, als

Ich habe dir gesagt, dass du kein Müsli essen sollst, und du hast es trotzdem getan? Nun, die Konsequenz ist, dass du kein Blauzeug mehr essen kannst."

Kapitel 7 Kleinkind-Timing und Developmental Milestones

Skills wie z.B. einen ersten Schritt zu tun, zu lächeln und zu waving "bye-bye" are called Entwicklungsmilestones. Developmental milestones are things most children can do by a certain age. Children reach milestones in howw sie play, learn, speak, behave, and bewegen (wie crawling, walking, or jumping).

Im zweiten Jahr bewegen sich Kleinkinder mehr und mehr und haben mehr Platz für sich selbst und für andere. Ihr desire to explore new objects und people auch is increasing. Während dieser Phase wird das Kind show größeres trotziges Verhalten zeigen, sich selbst als pictures oder als Mutter wiedererkennen und das Verhalten anderer Kinder, especially Erwachsener und älterer Kinder, imitieren. Das Kind sollte auch in der Lage sein, die Namen von Menschen und Gegenständen zu erkennen, simple und sentencess zu verstehen und simple Anweisungen und directions zu befolgen.

7.1 Positive Parenting Tips

Nachfolgend finden Sie einige Dinge, die Sie als Anwender tun können, um Ihrem Kind während dieser Zeit zu helfen:

Weitere Lektüre zum Nachlesen

Read to your Kleinkind daily. Bitten Sie es, Gegenstände für Sie zu finden oder Bauteile zu benennen. Machen Sie mit Ihrem Kind Zuordnungsspiele, lernen Sie es kennen und spielen Sie mit ihm Rätsel. Ermutigen Sie ihn, neue Dinge zu erforschen und auszuprobieren. Dehnen Sie die Aufmerksamkeit Ihres Kindes, indem Sie es mit ihm spielen lassen und es zum Spielen anregen. Wenn Ihr Gesprächspartner "baba" sagt, können Sie sagen: "Ja, Sie haben recht - das ist ein bottle."

Ermutigen Sie Ihr Kind dazu, sich selbst anzuziehen und sich selbst zu versorgen.

Reagieren Sie auf erwünschte Verhaltensweisen eher, als dass Sie ungewollte Verhaltensweisen bestrafen (nur für kurze Zeit). Sagen Sie Ihrem Kind immer, was es stattdessen tun soll.

Ermuntern Sie Ihren Sohn, curiosity, zu gemeinsamen Ausflügen in den Park oder in ein Geschäft zu gehen.

7.2 Child Safety First

Because your child is moving around more, he will come across mehr dangers as well. Dangerous situations can happen quickly, so keep a close eye on your child. Hier sind ein paar Tipps, wie Sie Ihr Kleinkind schützen können:

Lassen Sie Ihr Kind NICHT im Freien oder im Wasser (z. B. in Badewannen, Pools, Seen, Whirlpools oder in der Sonne), ohne dass jemand es beaufsichtigt. Fence off backyard pools. Ertrinken ist die größte Gefahr von Verletzungen und Tod durch Ertrinken.

Sperren Sie die Tür mit einem kleinen Tor oder einer Türverriegelung ab. Verriegeln Sie Türen an gefährlichen Stellen, wie z. B. in der Garage oder im Keller.

Vergewissern Sie sich, dass Ihr Haus mit einer Steckdose ausgestattet ist, die an allen offenen Stellen angebracht ist.

Keep kitchen appliances, irons, und heaters außerhalb der Reichweite von your Kleinkind. Drehen Sie den Topf in Richtung der Rückseite des Herdes.

Keep sharp objects such as Scheren, Knives, and Stifte in a safe place. Schließen Sie Medikamente, Tabletten und Stifte ein. Lassen Sie Ihr Kind NICHT allein in einem Raum (z. B. in einer Toilette), auch nicht im Freien.

für ein paar Augenblicke. Bewahren Sie die Waffe an einem sicheren Ort außerhalb des Sichtfeldes auf. Lassen Sie den Autositz Ihres Kindes so lange wie möglich nach hinten gerichtet. Nach dem Nautischen Gesetz

Highway Traffic Safety Administration, it's the best way to keep her safe. Ihr Kind sollte so lange in einem rückwärtsgerichteten Kindersitz sitzen, bis es die vom Hersteller des Autositzes vorgegebene Größe oder das zulässige Gewicht erreicht hat. Wenn Ihr Kind aus dem Kindersitz herausgewachsen ist, sollten Sie es in einem Kindersitz mit harness transportieren.

7.3 Die richtigen Körperteile für Ihren Kids

Give your Kind water und plain milk instead of zuckerhaltigen drinks. After der first year, wenn your nursing Kleinkind mehr and verschiedene feste fooods isst, breast milk ist still ein ideal addition to seine diet.

Ihr Kleinkind kann zu einem unberechenbaren Esser werden. Kleinkinder brauchen weniger Nahrung, weil sie nicht so schnell wachsen. Es best best nicht to battle mit ihm über this. Bieten Sie ihm eine gesunde Ernährung an und lassen Sie ihn wissen, was er möchte. Keep probieren neue Lebensmittel; es kann sein, dass er sie erst lernen muss.

Limit screen time and develop a media use plan for your family.external icon For children younger als 18 months of age, the AAP recommends that that it's best if toddlers not use any screen media other than video chatting.

Ihr Kind scheint sich beim Laufen, Klettern oder Jumping zurechtzufinden. Lassen Sie him be active-he's developing his coordination und werden strong.

Stellen Sie sicher, dass Ihr Kind die erforderliche Menge an Schlaf pro Nacht erhält: Bei Kleinkindern 1-2 years, 11-14 Stunden pro 24 Stunden (einschließlich naps)

7.4 Die richtige Größe und das richtige Gewicht für Ihre Kinder

Baby Wachstum charts für Jungen und girls sind an einem wichtigen tool Gesundheit providers use, wenn it kommt omparing your child's growth zu other kids ihr age. Aber für ein durchschnittliches Elternteil kann es ein wenig schwierig sein, diese zu entschlüsseln.

Um Ihnen die Möglichkeit zu geben, sich zu informieren, haben wir die wichtigsten Informationen für Sie zusammengestellt.

wissen, wie sich Ihr Kind entwickelt. Hier ist eine Übersicht über die durchschnittliche Größe und das Gewicht in jedem Alter:

7.5 Baby Height and Gewicht Growth

Birth to 4 Days Alt

Der durchschnittliche Junge ist 19,5 inches long und wiegt 7,25 Pfund. Jungen haben eine Körpergröße von etwa 13,5 Zentimetern und messen 13,3 Zentimeter, laut dem Nationalen Zentrum für Gesundheitsstatistik.

A baby drops 5 to 10 percent of his total body Gewicht in his first few days of life because of the Flüssigkeit he loses durch urine und Stuhl, says Eltern Berater Ari Brown, M.D., author of Baby 411.

5 Tage bis 3 Months

Babys nehmen im Durchschnitt eine Unze pro Tag zu, also eine halbe Woche, und sollten ihr Geburtsgewicht in der zweiten Woche erreichen. Expect ein growth surge around 3 Wochen and thenother ein at 6 Wochen.

3 Months bis 6 Months

Ein baby should gewinnen about eine halbe pound every two weks.

By 6 Monate, sie should doubled ihr Geburtsgewicht haben.

7 Months bis 12 Months

Ein chis still gewinnt etwa ein pound ein month. Wenn Sie stillen, kann es sein, dass Ihr Baby nicht mehr so viel zunimmt oder dass es von einem Punkt zum anderen auf der Waage abfällt.

"Zu diesem Zeitpunkt können Babys noch mehr verbrennen, wenn sie anfangen zu schwimmen oder zu kreuzen", sagt Dr. med. Tanya Altmarnnn, eine englische Ärztin pediatrician und Gründerin von Mommy Camille. Sogar bis zu seinem letzten Geburtstag, dem his, war er 10 Zentimeter gewachsen und tripled his birthweight and his heave groe by about 4 inches.

Toddler Height and Weight GrowthAge 1 Toddlers will grow at a slower pace this year but will gain about a half a pound a month and will grow a total obout 4 or 5 inches in height.

Age 2

Eine kid will sprout etwa 3 more Zoll by das end of ihrer third year and will have vervierfacht her birthweight by gaining etwa 4 mehr pounds. By now, Ihr pediatrician

will be in der Lage sein, eine fairly genaue prediction about ihrer erwachsenen height zu machen.

7.6 Height- und Weight-Wachstum im Vorschulalter (Alter 3-4)

Ein Vorschulkind wächst etwa 5 cm und nimmt pro Woche 4 Pfund zu. Sie können auch feststellen, dass Ihr Kind das Fett von seinem Körper abwirft und laktiert, denn kids limbs grow more by the time they are preschoolers, says Daniel

Rauch, M.D., stellvertretender Chefarzt der Pädiatrie am Moskauer Sinai School of Medicine in New York City.

7.7 Kids Height and Weight Growth (Ages 5+)

Starting at 5 Jahre alt, kids will begin zu grow about 2 inches and gain 4 pounds each Jahr until puberty (in der Regel between 8 und 13 for girls and 10 and 14 for boys). Girls often reach ihre volle height etwa zwei years nach ihrem ersten period. Jungen erreichen ihre volle Körpergröße in der Regel um das Alter von 17 Jahren.

7.8 Wie Sie Ihr kleines Kleinkind immer glücklich und fröhlich halten

Was macht eine Child Happy aus?

Wir alle wünschen uns das Beste für unsere Kinder. Wir wollen, dass sie lernen, zu lieben und geliebt zu werden, dass sie ihre Ziele erreichen, dass sie Erfolg haben. Trotzdem wollen wir, dass sie erfolgreich sind. Aber wie viel Kontrolle haben wir über die Gesundheit unserer Kinder?

Fröhliche Blumen sind nicht nur eine Frage der Zeit... sie werden von Menschen gemacht, die Freude daran haben! Blubbernde Augen, pausbäckige Hände und bunte Gesichtsausdrücke machen Sie zu einem glücklichen Kind! Es tut mir in der Seele weh, ein zufriedenes, gut gelauntes Kleinkind zu sehen, das die neue Welt erkundet.

Ihr Enthusiasmus für die Arbeit ist ansteckend, aber die meisten Menschen sind nicht begeistert von blessings, einem Haus, das mit vielen Worten, Umarmungen und Fässern voller kisses gefüllt ist. Instead, they face daily criticism and harshness.

Haben Sie schon einmal gehört, wie ein Vater oder eine Mutter "Klappe zu!" zu Ihrem Gesprächspartner schrie? Leider habe ich das schon. Ich habe die Klappe gehalten und meine Zähne

Wenn ich diese Worte höre, verkrampfe ich mich. Anstatt sie zu zerreißen, sollten wir sie einfach nur festhalten!

Unser Fokus sollte darauf liegen, gesunde Kleinkinder zu erschaffen - und keine traurigen, frustrierten, missverstandenen Kinder! Ich werde admit it. Manchmal kann es vorkommen, dass man ein Kind anschnauzt, weil man gerade eine andere Arbeit erledigen will und es einen einmal unterbricht.

Be present in your toddler's Leben. Schieben Sie Ihre Munchkin nicht vor sich her, wenn Sie eine E-Mail verfassen. Instead take a few moments and address her needs or wants. Nehmen Sie sich Zeit für Ihr Kind am ganzen Tag. Malen Sie zusammen, färben Sie die Erde, gehen Sie spazieren, baden Sie zusammen, probieren Sie die Aktivitäten Ihres Kindes aus oder was auch immer Ihr Kind gerne macht - tun Sie es! Mein Jüngster child enjoys swinging auf our large patio swing. Ich try, um mit ihm ein "date" everyday for diese besondere time zu make. We machen memories!

Stellen Sie goals. Sind Sie gerade dabei, eine neue Maschine zu bauen? Fragen Sie Ihren Techniker, der Ihnen bei der Einstellung hilft. Machen Sie morgens Ihren Schlafplatz frei? Bitten Sie Ihre Liebste, Ihnen beim Bettenmachen zu helfen. Mit der Übernahme von Verantwortung lassen Sie sie wissen, dass sie einen wichtigen Platz einnimmt.

im family. Wenn ein Kind erfolgreich eine Gymnastik durchführt, beginnt es, Sicherheit und ein "Ich kann es" zu lernen.

Es ist die Aufgabe meines dreijährigen Sohnes, die Tür für Besucher zu schließen, bevor sie unser Haus verlassen. Er genießt es so sehr! Wenn er bei uns vorbeikommt, hat er eine gute Laune und kann es kaum erwarten, wieder rauszukommen!

Establish Grenzen. Eindeutige Grenzen helfen dem Kind zu verstehen, was in seinem Zuhause akzeptabel ist und was nicht. Wenn sie die Regeln nicht kennt, kann sie die Regeln nicht verstehen, wenn ich sie nicht einhalte. Mähen Sie Ihr Regelwerk reasonable und make sure you stick to them! Wenn die Regeln nicht durchgesetzt werden, sind sie wertlos.

Examples von akzeptablen Regeln für Kleinkinder: λ Kein Jammern und kein Jammern. λ Say "please" und "Dankeschön". λ Wählen Sie nach dem Spiel Ihr Spiel aus.

λ Nehmen Sie den Kühlschrank nicht in Beschlag. Wenn Ihr Kind diese Regeln befolgt, wird es sich sicher fühlen, dass es in der Lage ist, die "Hausregeln" zu befolgen.

Indem Sie klare Grenzen setzen, setzen Sie sich mehr für Ihr Kind ein!
Loben Sie oft. Criticism und negativity comes from

Auf der ganzen Welt. Verbessern Sie Ihr Zuhause, indem Sie Ihre Kunden für gut gemachte Arbeit, gutes Studium oder jede Art von "characteristics" belohnen. Praising ein Kind immer adds extra dashes von Glück to the Seele! Benutzen Sie eine Pause. Wenn Sie etwas korrigieren, lassen Sie sich auf die Körperhaltung Ihres Partners ein und arbeiten Sie mit ihm zusammen. Sie lassen ihn wissen, dass er der Mittelpunkt Ihrer Gedanken und Gefühle ist. Wenn er zum Trinken kommt, gehen Sie in die Hocke und fragen Sie ihn, ob er trinken möchte oder nicht. Take diese special short conversations zu interact mit your child in order, um seine confidence in Ihre unbiased Liebe zu bauen.

Smile often. Es ist so easy zu lose our smile, wenn we're busy in täglich tasks and life, isn nicht it? Aber ein Kleinkind findet much happiness in seeing ein Lächeln on Mamas face. Wenn ein Kind dieses Lächeln sieht, wird die ganze Welt ein fröhliches, glückliches Gesicht... und das Kind weiß, dass meine Mutter ihn liebt und für ihn da ist! Unser Gesicht speaks a thousand words!

Listen. Nichts sagt so sehr: "Du hast es nicht kapiert", wie jemand, der nicht weiß, was du willst. Wenn Ihr Kleinkind sich über die neuen Dinge aufregt und sie Ihnen erzählen möchte, hören Sie wirklich zu.

and pay attention. Comment on ihrer Entdeckung. Sagen Sie nicht einfach: "Äh... ja. Das war's nicht. Jetzt geh schon!" Deine Mutter weiß, wann du zuhörst und wann du ihr zuhörst.

Lach! Nur zu, lassen Sie Ihr Herz aufgehen und seien Sie albern mit Ihrem Partner. Singen Sie alberne Lieder mit ihnen, hören Sie sich lustige Videos an - alles, um Ihre Kinder zum Lachen zu bringen. Das Hinzufügen von etwas Spaß und Freude an der Arbeit baut sie auf! Feiern Sie Siege! Hat dein Kind endlich die richtige Entscheidung getroffen?) Hat dein Kind gelernt, ein Nickerchen zu machen? Das sind riesengroße Meilensteine und sollten gefeiert werden! Feiern Sie mit einer kleinen Feier, einem Ausflug in den Park oder einer kleinen Feierstunde! Halten Sie es simple so it's always convenient, um ein neues milestone ine im Leben Ihres Zwergs zu feiern.

Wenn your Kleinkind is struggling with napping successfully, we haben an awesome super-loadeded Kurs für dasat! Yay for ein Kleinkind naps, richtig?!

Kapitel 8 Montessori toddler discipline techniques

"Das first idea, dass das Kind acquire muss, in um actively diszipliniert zu sein, is das ot der difference zwischen gut and evil; and die task des educator lies in seeing, dass das child does nicht verwechseln gut with Unbeweglichkeit, and evil with activity, wie oft geschieht in der Fall of der alten Zeit discipline." Maria Montessori

Ein Montessori-Ansatz zur Disziplin besteht aus einem ausgewogenen Verhältnis von Freiheit und Disziplin. Wie jede Montessori-Disziplin erfordert sie Respekt vor der Welt.

Ich like to teilen some Montessori articles, dass give more insight into Montessori-Disziplin, die von Natur aus eine forme sanft/positiv discipline ist. As ein parent, Ihr größter Verbündeter is die child's own desire to wachsen, to learn, zu master her eigenen Emotionen, und zu develop ihre eigene character. Indem Sie Ihr Kind und seine Wünsche respektieren, können Sie es auf seiner eigenen Suche nach innerer Zufriedenheit unterstützen. Durch das Setzen klarer Grenzen und die Unterstützung von Gedanken und Gefühlen können Sie das Gefühl von personal autonomy she naturally seeking as she follows ihr unterstützen.

eigene unique path to physical, emotional, and intellectual independence.

8.1 Validate a child's emotions.

Von course, sometimes ein Kind is going zu take an action, dass is not permissible. Ein preschool-age child doesnn nicht immer verstehen, why he is allowed to make some choices, aber not others. Warum kann er nicht wissen, was er zum Abendessen isst, aber nicht, wenn er Abendbrot hat? Warum kann er wissen, was er zu Abend isst, aber nicht, was er zu Abend isst? Als Erwachsener können Sie dem Kind helfen, sich selbst in einem frustrierenden Umfeld zurechtzufinden, indem Sie seine Emotionen kennenlernen. "Du wolltest doch deine beste Zeit haben! Du bist nicht in der Stimmung für Schuhe! Du bist krank und sauer auf mich." Lassen Sie sich Zeit, um die Enttäuschung zu überwinden, und denken Sie daran, dass die anfängliche Enttäuschung noch nicht abgeklungen ist (discussion).

Dr. Montessori sprach mit den Kindern über die Bedeutung des Lebens. Um Dr. Montessori zu zitieren:

...if er eine tendency zeigt, sich falsch zu verhalten, she wird check him with ernsthaft words...

Viele Anwender halten den Markt für eine freizügige Methode, die es erlaubt, einen unbestimmten Zeitraum zu überbrücken. In der Regel werden die Fresken durch die Anleitung des Lehrers sorgfältig gelehrt. Gemeinsame consequences in a Montessori classroom include:

λ Einsetzen eines nicht ordnungsgemäß benutzten Geräts oder eines verschütteten Gerätsλ

λ Staying close zu deme teacher

Sie können das gleiche Verfahren auch in Ihrem Haus anwenden.
Wenn
es um Disziplin geht, haben die Eltern oft das Bedürfnis, ihre Kinder zu disziplinieren (punishments), bevor sie den Dingen ihren Lauf lassen. Allerdings teaches your child to fear getting caught by a parent, teacher or Autorität figure rather als learning die natürlichen Folgen ovon their Aktionen.

Aber was sind denn nun die Vorteile? In der Tat, es ist wichtig, dass Sie sehen, was passieren wird, wenn Sie choices und actions besuchen, und dass Sie sich an die Arbeit machen. Und was? Zum Beispiel, dass du dein Mittagessen kochst. Sie können das Mittagessen ausfallen lassen, aber die Mahlzeit für später aufheben, und wenn sie eine Mahlzeit einnehmen wollen, können sie sie beenden.

their Mittagessen. Oder Ihr Kind hat sich verausgabt und möchte nicht mehr nach Hause gehen. Sie können ihm erklären, dass es für andere gefährlich ist, das Zeug auf dem Boden liegen zu lassen, weil es sich darin verfangen könnte, und dass er einen Platz braucht, um es zu entfernen. Dann können Sie das Spielzeug gemeinsam aufräumen, während Ihr Kind dabei hilft. Anstatt sich mit Strafe bedroht zu fühlen, sollte Ihr Kind lernen, wie es sich selbst und andere bestrafen kann.

Ein guter Weg, diese Methode zu nutzen, ist, zu erzählen, was man erlebt hat und wie man die Zukunft vorhersagen kann. Das funktioniert auch gut bei aggressivem Verhalten wie Schlagen und Schlagen, und natürlich auch beim Tantrismus. Sie können auch sagen: "Ich bin nicht aggressiv genug. Du willst mich schlagen." Allerdings muss man in diesem Fall verhindern, dass die Kinder verletzt werden, indem man ihnen Sätze wie "Ich lasse nicht zu, dass du deinem Bruder wehtust" sagt.

Montessori förderte die Verwendung der Kontrolle von error in materials und Klassenzimmeraktivitäten. Natural consequences are the control of of of life. Zum Beispiel förderte Montessori die Verwendung von echtem Glasgeschirr, das zerbrach, wenn die Kinder nicht aufpassten oder eine Unachtsamkeit hatten. She believed, dass diese natürliche Eigenschaft wertvoll für children to experience so, dass they könnte.

change ihre behavior in der future.

8.2 Der beste Weg, um Ihre Kinder schneller wachsen zu lassen

Viele Eltern wünschen sich, dass ihre Kinder gesund und fit sind, und dass sie eine sign bei guter Gesundheit vorfinden. Eltern müssen sicherstellen, dass ihre Kinder gesund aufwachsen und ihr Gesundheitszustand unter indication auf society am besten zu erkennen ist.

Genes have die meisten say in der Bestimmung the height of the child - however, es is not the only factor die influences it. Viele äußere Factors, like living Bedingungen and eine gesunde diet, can beeinflussen the Höhe von children quite ein lot. Daher ist es possible für die Eltern, die Chancen ihrer Kinder zu verbessern, indem sie sie durch eine methodsimple aufziehen. Schauen Sie sich die letzten 10 Wochen an, um Ihre Haare besser wachsen zu lassen.

8.3 Wie man die Höhe eines Child einstellt

There are many ways a parent can influence die Höhe of their child, und here's eine Liste of the top ten ways.

1. Eine ausgewogene Ernährung

Die wichtigste Frage ist, wie Sie die Körpertemperatur Ihres Kindes erhöhen können, um sicherzustellen, dass es sich gesund ernährt. Das food he consumes has to be healthy, so dass he grows bis toll sein. Eine ausgewogene Ernährung muss die Ernährung, den Fettabbau, die Ernährung und die vitamins im Auge behalten - eine Überladung mit nur einer dieser Substanzen kann sich negativ auswirken. Sie müssen auch darauf achten, dass der Körper die meiste Zeit von Junkfood verschont bleibt - dazu gehören Burger, aerated swetenened drinks and fried items in general. Magere Proteine müssen aplenty, along with leafy vegetables and items rich in Mineralien like Kalzium und Kalium haben. Simple carbs like pizza and cakes have to bore für den most Teil. Es wurde festgestellt, dass Zink einen großen Einfluss auf das Wachstum von Kindern hat, daher müssen Zinkverbindungen wie seeds und Nüsse in die Ernährung aufgenommen werden. Eine ausgewogene Ernährung enthält nicht nur provides die richtigen Nährstoffe, um increase die Gesundheit Ihres Hundes zu erhalten, sondern sie macht ihn auch viel gesünder.

2. Stretching-Übungen

Stretching exercises, even if they sind simple ones, kann eine huge impact one Höhe ovon Ihrem Kind. Dehnungsübungen für Ihr Kind von klein auf junge age wird facilitate the Prozess of height growth. Dehnen hilft, die Muskeln zu dehnen und die Muskulatur Ihres Körpers in jeder Phase zu stärken. Die exercises kann einfach ones sein. Make him stand on his toes with his back against the wall and stretch the muscles in his leg while reaching up simultaneously. Einother simple exercise für das Dehnen involves das Kind sitting auf dem Floor with his Beine wide apart, and reaching to touch the toes o of both legs with his arms. Stretching exercises to grow taller

3. Hanging

Das Aufhängen von Stäben wird jetzt auch für Kinder empfohlen, die ihre Wirbelsäule verbessern wollen. Das Tragen von Gitterstäben hilft der Wirbelsäule, was ein wichtiger Teil des Wachstums ist. Abgesehen von regular hanging, you können auch Ihre child zu do pull-ups and chin-ups ermutigen. Both machen the muscles of the arm and die back stärker und are great exercises zu help him keep fit.

4. Schwimmen

Swimming is another gesunde Gewohnheit, ein which helps your child bleiben aktiv und enjoy it, too. Swimming is ein Ganzkörpertraining, meaning, dass es alle the muscles arbeitet.

in the body to große Wirkung. Schwimmen für eine lange Zeit kann Ihrem Kind helfen, Fett abzubauen, wodurch es insgesamt gesünder wird. Die Übung involves eine Menge ovon Stretching forward, which stärkt the spine und lays the groundwork for eine tall, healthy body. Das Schwimmen ist eine große Herausforderung - kein Kind hat jemals nein gesagt!

5. Jogging

Joggen ist nicht nur für Kinder geeignet, sondern hat auch für Erwachsene eine Reihe von Vorteilen. Joggen stärkt die Muskulatur und den HGH-Spiegel, das Wachstumshormon, das für das Wachstum des Körpers notwendig ist. Um das Ganze noch lustiger zu machen, können Sie vielleicht mit Ihrem Kind zusammen trainieren und das Training zu einem gemeinsamen Erlebnis machen!

6. Sleep

Das importance of slep can never be stressed upon enough, nicht nur für children - für adults, to. Skipping sleep occasionally schadet der Gesundheit Ihres Kindes in nicht. Allerdings müssen Sie dafür sorgen, dass Ihr Kind in jeder Nacht gut 8 Stunden Schlaf bekommt, in damit es größer und kräftiger wird. Das Wachstumshormon im Körper, HGH, wird nur in der Nacht ausgeschüttet.

wenn die Flasche leer ist. This plays a direct role in making your child taller, so skipping sleep constantly is definitely a bad idea.

7. Posture

Um die Höhe Ihres Fahrzeugs zu erhöhen, ist es wichtig, dass Sie eine spezielle Halterung haben. Ein Zusammensacken der Wirbelsäule kann zu einer unnatürlichen Belastung der Wirbelsäule führen, die viele negative Auswirkungen auf den Körper haben kann. Außerdem kann die Körperhaltung die Form Ihrer Wirbelsäule beeinträchtigen, was sich auf die Gesundheit auswirkt (his). Stellen Sie sicher, dass Ihre Hände nicht nur eine gute Körpergröße haben, sondern auch langfristige Gesundheitsprobleme verhindern. Remind him to sit and stand up straight every time you seee him slouching.

Es gibt viele Möglichkeiten, Ihre Wohnung schöner zu machen, aber alle funktionieren nur, wenn sie von den anderen in der Liste aufgeführten Maßnahmen unterstützt werden. Ein guter Schlaf muss durch regelmäßiges Aufstehen und Schlafen erreicht werden, sonst bekommt man nicht, was man will. Kümmern Sie sich daher auf die richtige Art und Weise um Ihre Hände und machen Sie sie schön und gesund.

8.4 Wie Sie Ihr Kleinkind beschäftigt und gleichzeitig glücklich halten

Wir alle wissen, dass Fernsehen und Videospiele nicht gut für unsere Gesundheit sind. Es gibt keinen Hinweis darauf, wie viel Geld Ihr Kind für ein Spiel ausgeben muss, aber was sollen wir supposed tun?

Sometimes, we just need to get things done. Wir müssen das Haus putzen oder uns nur ein paar Minuten Zeit für unser Leben nehmen. Es ist schwer, an andere Dinge zu denken, die einen kid distracted long enough to actually accomplish anything könnten.

Es gibt aber auch andere Dinge, die man tun kann. Sicher, es kostet ein bisschen mehr Energie, als ein Kind vor einer Mahlzeit zu ermutigen, aber Ihre Kinder zu ermutigen, etwas zu tun, was ihnen gut tut, ist vielleicht der größte Vorteil.

Wir alle wissen, dass Fernsehen und Videospiele nicht gut für unsere Kinder sind. Keiner ist stolz darauf, wie viel seine Kinder vor einer Kamera spielen - aber was sollen wir tun?

Sometimes, we just neeed to got things done. Wir müssen uns nur ein paar Minuten Zeit nehmen, um uns zu entspannen. Es ist schwer, etwas anderes zu finden, was man nicht finden kann.

einen kid distracted long genug zu halten, um tatsächlich accomplish anything. Es gibt jedoch Optionen. Sicher, diese erfordern mehr Energie als die Verwendung einer Flasche, aber es kann sein, dass Ihre Flasche nicht mehr ausreicht, um den Rest zu erledigen (constructive).

Erstellen Sie eine Gammabox

Stellen Sie eine Schachtel mit Dingen auf, die Ihre Kinder mit Ihnen spielen können - wie z. B. Karten oder einfache Puzzles. Wenn Sie Ihre Kinder beschäftigen müssen, geben Sie ihnen die Box. Es kann sein, dass es zu spät ist, aber je öfter Sie es tun, desto mehr wird die "Kistenzeit" zu einem Teil Ihrer Freizeit.

8.5 Lassen Sie sie ihre eigenen Entscheidungen treffen

Lassen Sie Ihre Kinder ihre eigenen Sachen machen, wenn Sie es wünschen. Gönnen Sie ihnen eine gute Figur und bitten Sie sie, Ihnen einen Helden und einen guten Kerl zu zeichnen. Wenn sie fertig sind, lassen Sie sie zu sich kommen und sagen Ihnen, was sie für ein Held sind.

8.6 Lassen Sie sich von ihnen helfen

Wenn Sie putzen oder reinigen, lassen Sie Ihre Kids help. Geben Sie

them ein job they kann behandeln. Für junge Menschen könnte das das Auffädeln von Bohnen oder das Setzen der Tafel sein. Bei älteren Gerichten kann das das Schneiden von Bohnen, das Aufschneiden der Schale oder das Herausnehmen der Schale sein.

8.7 Give them eine wichtige mission

Geben Sie Ihren Kindern eine Aufgabe, und machen Sie daraus einen schönen Tag. Sagen Sie ihnen, dass sie ein Bild für den Vater malen müssen oder dass sie eine Blockfestung für die Oma machen müssen. Wenn sie das mitbekommen, können sie sich nicht über die Arbeit in der Schule beschweren.

8.8 Generate an Idee box

Machen Sie mit Ihren Kindern ein Brainstorming, was sie gegen Langeweile tun können. Schreiben Sie Ihre Vorschläge auf und legen Sie sie in eine Kiste. Lassen Sie sie dann beim nächsten Mal, wenn sie gelangweilt sind, einen ihrer eigenen Vorschläge ausarbeiten. Angesichts der Tatsache, dass dies ihre Aufgabe war, werden sie es eher tun.

8.9 Angebot kreativ toys

Ein Spielzeug, das die Kinder lange ablenkt, ist sehr nützlich für sie. Invest in Legos, Puzzles, and

Play-Dough. Nicht nur, dass Ihre Kinder damit ihr räumliches Vorstellungsvermögen trainieren können, sie werden auch ihr räumliches Vorstellungsvermögen verbessern.

8.10 Design eine Schatzsuche

Hide etwas like ein coin oder ein sticker somewhere in die house. Geben Sie Ihren Kindern einen Hinweis, und lassen Sie sie wild herumlaufen, um ihn zu finden. Wenn Sie es ein bisschen schwieriger machen, es zu finden, werden Sie ihre Widerstandsfähigkeit erhöhen - und ihre Fähigkeit, es zu finden, ohne Sie um Hilfe zu bitten.

8.11 Let sie play outside

Forget nicht how your Eltern hielten Sie busy. Geben Sie Ihrem Kind einen Ball und eine Flasche und lassen Sie es durch die Gegend laufen. Wenn du dich über ihre Geschicklichkeit ärgerst, musst du sie nur in der Nähe des Wurfes kicken. Sie werden be fine.

8.12 Senden Sie sie an einen Freund house

Wenden Sie sich an ein anderes Elternteil in Ihrer Straße. Wenn Sie etwas Zeit brauchen, wenden Sie sich an Ihren Vater oder an Ihre Mutter. Um fair zu sein, müssen Sie sie manchmal auch das andere Kind vorbeischicken lassen. Wenn sich zwei Kinder gegenseitig ablenken, können sie sich gegenseitig ablenken.

8.13 Ein Fort bauen

Geben Sie Ihren Kindern ein paar Blöcke und eine Blase und fordern Sie sie auf, die Blase in eine Festung zu verwandeln. Kein Kind wird die geheime Basis vernachlässigen - und es ist viel wahrscheinlicher, dass es sich selbständig macht, wenn es eine Basis baut.

8.14 Make a sculpture

Geben Sie Ihrem Kind ein paar Pfeifenreiniger und ein Stück Styropor - oder andere Gegenstände, die Sie gerade zur Hand haben - und basteln Sie mit ihnen eine Kulisse. Anything will tun, aber Lieblingshelden sind ein winning suggestion.

8.15 Listen zu an audiobok

Wenn Ihr Kind nicht selbstständig lesen kann, besorgen Sie sich eine Version der wichtigsten Bücher. Lassen Sie sie dämmern und blättern Sie die Seiten um, während Sie einer frischen Stimme lauschen, die zu ihnen spricht. Oder, wenn Sie keine Aufnahme finden, benutzen Sie Ihre Hände, um eine eigene zu machen. Spielen Sie with Schlösser und bolts

Geben Sie Ihrem Kind einen Löffel und eine Nuss und eine Schale und lassen Sie es damit spielen. Young kids, especially, will be

Die Kinder sind fasziniert von der Unbekümmertheit, mit der sie ihre Fähigkeiten entwickeln, wenn sie es tun. Geben Sie ihnen einen Schlüssel, und wenn sie herausfinden, welches Schloss zu welchem Schlüssel passt.

Conclusion

Congratulations! Du hast es geschafft, und ich möchte mich bei dir für die Wahrheit über das sehr wichtige Ereignis in deinem Leben bedanken. Ich möchte Ihnen alles Gute wünschen, dass Sie beim Töpfchentraining erfolgreich sind. Sie haben das nicht getan, was viele nicht getan haben. Sie haben die Schritte unternommen, um die Informationen zu sammeln, damit Sie wissen, was Sie tun müssen, um erfolgreich zu sein.

Vergessen Sie nicht, Sie wollen be consistent. Consistency is one of der meisten important things, die Sie gerade jetzt für yor Ihr Kind tun können, um ihm zu helfen be successful in potty training. Wenn es etwas gibt, das Sie heute von uns lernen, dann bitte, dass consistency is entscheidend ist. Zweitens is the 'schieben'. Jedes Mal, wenn Ihr Kind auf der Toilette sitzt, stellen Sie sicher, dass es schiebt. Wenn sie schieben, können sie aufstehen, auch wenn sie noch nichts auf der Toilette gemacht haben, solange sie geschoben haben, bis sie aufstehen. Remember, dass you in charge bist. Sie sind der Chef und müssen die Fäden in der Hand halten. Sie ziehen die Fäden, aber denken Sie daran, dass Ihr Kind sich an die Regeln hält, die Sie selbst aufgestellt haben. Als Kind und als Mensch ist das vielleicht fruchtbar. Das ist vielleicht hart, und wir verstehen das, und das ist auch gut so.

Wir wollen, dass du menschlich bist. Du wirst frustriert sein, du wirst traurig sein, und du wirst vielleicht ein ganzes Leben lang ein Mensch sein.

Aber lassen Sie sich nicht davon abhalten zu sagen: "Ich bin kein guter Mensch." Du bist ein Mensch, das ist gut so, also musst du du selbst sein und tun, was du sonst auch tust, und du musst glücklich sein und dir selbst treu bleiben. Am liebsten würde man, wenn man den Prozess durchläuft, stressed sein. Sie wollen so viel Zeit wie möglich haben. Das wird nicht nur die Chancen für Ihre success erhöhen, sondern auch Ihre eigene success steigern. Wir wünschen Ihnen viel Glück und viel Spaß. Be strong!

CPSIA information can be obtained
at www.ICGtesting.com
Printed in the USA
BVHW061722220321
603180BV00002B/246

9 781802 244755